Duerme
en un dos por tres

Dr. Michael Mosley

Duerme
en un dos por tres

*Cómo reducir el estrés,
combatir el insomnio y alcanzar
el verdadero descanso*

OCEANO

El objetivo de este libro es informar, entretener y hacerlo pensar. No es una prescripción médica. Sin embargo, puede llevarlo a cuestionar las recomendaciones médicas y nutricionales actuales. Es su decisión. Tiene su vida y su salud en sus manos. Ni el autor ni el editor son responsables por cualquier pérdida o reclamación que genere el uso o mal uso del contenido de este libro.

DUERME EN UN DOS POR TRES
Cómo reducir el estrés, combatir el insomnio y alcanzar el verdadero descanso

Título original: FAST ASLEEP. How to get a really good night's rest

© 2020, Parenting Matters Ltd.

Publicado en 2020 por Short Books.

Traducción: Aridela Trejo

Ilustraciones de interiores: E.K. Mosley
Diseño de portada: Cristóbal Henestrosa

D.R. © 2021, Editorial Océano de México, S.A. de C.V.
Guillermo Barroso 17-5, Col. Industrial Las Armas
Tlalnepantla de Baz, 54080, Estado de México
info@oceano.com.mx

Primera edición: 2021

ISBN: 978-607-557-437-0

Impreso en México / Printed in Mexico

Índice

Introducción, 9

1. Cómo nos despertamos para dormir, 15
2. Con qué nos quedamos dormidos y qué nos
   mantiene despiertos, 35
3. ¿Estás durmiendo suficiente?, 53
4. Estrategias comprobadas para estimular el sueño, 69
5. Comer para dormir bien, 93
6. El programa Duerme en un dos por tres, 115
7. Cómo gestionar el trabajo por turnos y el *jet lag*, 137

Buenas noches, 149
Recetas de la Dra. Clare Bailey y Justine Pattison, 151

Apéndice: ejercicios, 217
Notas, 221
Índice de recetas, 227
Índice analítico, 229

Introducción

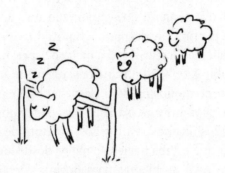

Todos dormimos, de hecho, pasamos cerca de un tercio de nuestras vidas en este peculiar estado de inconsciencia. Sin embargo, hasta hace no mucho se sabía muy poco sobre el sueño, para qué es, cuánto necesitamos y cómo actúan los sueños en beneficio de nuestra salud mental.

La buena noticia es que en el transcurso de los últimos veinte años se ha suscitado una revolución en el estudio del sueño y su importancia. No hace mucho estaba de moda presumir lo poco que uno había dormido, y la muestra del éxito de un empresario o político era su capacidad para rendir con pocas horas de sueño. Se decía que la antigua primera ministra del Reino Unido, Margaret Thatcher, era el ejemplo perfecto de alguien que se desempeñaba durmiendo poco (lo cual resultó ser un mito que se cultivó cuidadosamente). Recuerdo que cuando me quejé con un asesor médico (mayor) de que mi incapacidad para dormir estaba alterando mi juicio y empatía, me respondió que dormir era "para débiles". O en otras palabras: "Tendrás mucho tiempo para dormir cuando estés muerto".

Hoy nuestras posturas al respecto son muy distintas. Gracias a investigaciones recientes, sabemos que la falta de sueño es devastadora para el organismo, el cerebro y el microbioma (las bacterias del intestino), además aumenta drásticamente el riesgo de desarrollar una serie de padecimientos crónicos, como obesidad, diabetes tipo 2 y demencia.

Y cuando se trata de dormir, no sólo importa la cantidad sino la calidad. Gracias a extensos estudios, ahora sabemos que, si el sueño no es adecuado y suficiente, aumenta el riesgo de padecer depresión y problemas cognitivos. Lo cual es muy preocupante, sobre todo si, como una tercera parte de la población adulta, sufres insomnio.

Por suerte hay estrategias sorprendentes y muy efectivas para mejorar la calidad del sueño que garantizan que te quedes dormido rápido, duermas profundo y despiertes renovado. Como consecuencia, promueven tu felicidad, creatividad e incluso esperanza de vida.

Quise escribir este libro porque desde hace mucho tiempo estoy obsesionado con el sueño, no sólo desde una perspectiva científica, también por motivos muy personales. He padecido insomnio intermitente durante los últimos veinte años, al punto de la desesperación. Quería descubrir qué estaba haciendo mal y, desde luego, enmendarlo.

No siempre tuve problemas para dormir. De adolescente podía hacerlo cuando fuera y en donde fuera. Una vez me quedé dormido en una cabina fotográfica (no alcancé el último tren para regresar a mi casa). En otra ocasión me dormí en una cabina telefónica. Nunca me preocupó irme a dormir o quedarme dormido porque era algo natural.

No siempre dormía bien, pero era por elección. Como a la mayoría de los adolescentes me gustaba dormir tarde y despertar temprano. Como estudiante de medicina, me desvelaba mucho por ir de fiesta y después, hasta el último momento, me ponía a estudiar. Ahora sé que eso es absolutamente contraproducente. El sueño es necesario para consolidar los recuerdos, como explicaré en este libro.

A medida que mi entrenamiento médico avanzaba el sueño se volvía más valioso. Descubrí que ya no rendía si dormía un par de horas por noche. Me ponía muy irritable y estoy seguro de que perjudicaba mi juicio y empatía. Aun así, cuando tenía la oportunidad, podía quedarme profundamente dormido durante horas. Pese a que mis turnos laborales irregulares interrumpían mis patrones de sueño, nunca tuve dificultad para quedarme dormido.

Todo cambió hacia finales de mis veintes. Para entonces estaba casado y había empezado a trabajar en la televisión. Mis horarios eran impredecibles y extensos, aunque nada comparado con mis años como estudiante de medicina. En esta época, mi esposa, Clare, era residente y a menudo trabajaba 120 horas a la semana. Era habitual que tuviera guardias de tres o cuatro días y que en las noches durmiera un par de horas con interrupciones, lo que afectaba su juicio. Me contó que, tras una semana particularmente intensa, dormitó de pie durante una ciru-gía. Por suerte despertó antes de que se dieran cuenta.

El trabajo ya absorbía casi todas nuestras horas y comenzó a impor-tunar nuestro sueño. En las contadas ocasiones que Clare dormía en casa, me despertaba en la madrugada para que le ayudara a buscar a sus pacientes, pues en su estado de vigilia, estaba convencida de que esta-ban perdidos en la alacena o que la esperaban en la planta baja. Clare tiene parasomnia, una serie de conductas nocturnas, a veces peculiares, que incluyen caminar o hablar dormido.

A principios de la década de 1990 empezamos a tener hijos y, por supuesto, resultó en muchas noches de sueño interrumpido. Tuvimos cuatro hijos, es decir, los bebés dominaron toda una década de nues-tra vida.

Cuando cumplimos cuarenta, Clare era médica general, por lo que sus horarios de trabajo se habían regularizado. Nuestros niños ya dor-mían toda la noche. Pero entonces ya había empezado a manifestar las señales clásicas del insomnio. Se me dificultaba quedarme dormido y me despertaba a las tres de la mañana con la mente muy activa. Me que-daba acostado durante horas y me iba a la cama intranquilo, al contra-rio de lo que alguna vez había hecho con placer absoluto. ¿Tendría una buena o mala noche?, ¿me despertaría destrozado o sería una de esas raras ocasiones en las que dormiría hasta el otro día?

Naturalmente quería entender qué sucedía y qué hacer para recu-perar los días de sueño placentero y sin dificultades. Concebí el primero de muchos programas de televisión populares que examinaban sus mis-terios. Gracias a ello conocí a muchos científicos del sueño y un mundo fascinante de investigación en torno al tema.

Para entender los efectos de la falta severa de sueño, decidí com-probar cuánto tiempo podía permanecer despierto en compañía de un hombre que tiene el récord mundial (no oficial). Puede mantenerse despierto durante días y no parece padecerlo. ¿Cuál es el secreto de su éxito?, ¿por qué él podía hacerlo y yo no?

Desde entonces he pasado muchas noches en laboratorios de sueño con electrodos adheridos a la cabeza y al cuerpo. He tomado medicamentos para dormir y para despertar. He entrevistado a cientos de personas, bomberos, doctores, astronautas y policías, para averiguar

cómo duermen. También comencé a investigar el efecto de la comida
en el sueño y a probar distintas estrategias para mejorar la calidad de
sueño.

La estructura de este libro

Tal vez estás desesperado por dormir bien, o simplemente te interesa
saber qué sucede cuando cierras los ojos y caes en brazos de Morfeo.

La primera parte de esta obra aborda la ciencia del sueño: las
investigaciones sobre lo que hoy se conoce sobre el tema y los asom-
brosos descubrimientos sobre algunos aspectos antes desconocidos:
¿cuáles son los trastornos comunes del sueño y cómo surgen?, ¿qué
le pasa al cerebro y al organismo cuando padecemos vigilia crónica?,
¿por qué los sueños son tan importantes y cómo les podemos sacar
provecho?

Me apoyaré en mis aventuras con el sueño para guiar esta trave-
sía y, desde luego, justificaré mis afirmaciones más polémicas con una
serie de estudios científicos.

Todo esto abre paso a la segunda parte del libro, cuyo objetivo
es ayudarte a dormir mejor. A fin de cuentas, sospecho que la mayoría
está leyendo este libro porque padece insomnio ocasional o conoce a
alguien que lo padece.

Te mostraré lo mejor de la ciencia moderna con un programa de
sueño que debería encaminarte en el curso de unas semanas.

Uno de mis objetivos primordiales es ayudarte a mejorar la "eficiencia del sueño", una medida que evalúa cómo dormimos, la cual
representa la cantidad de tiempo que pasas en la cama profundamente
dormido y se diferencia del tiempo que pasas despierto, intentando
dormirte o inquieto. La eficiencia del sueño ideal es de 85%; más adelante ahondaremos en esto.

En lo que se refiere al programa Duerme en un dos por tres, consiste en dos elementos novedosos y sorprendentes, ambos basados en
investigaciones científicas recientes.

Lo primero que te sorprenderá es que la manera más efectiva de
curar el insomnio es reiniciar el cerebro con un breve curso de Terapia
de Restricción del Sueño. Se llama así porque paradójicamente exige

que duermas menos. Sí, para dormir mejor te pediré que disminuyas el tiempo que pasas en la cama.

Uno de los errores comunes que cometen los insomnes es pasar *más* tiempo en la cama, porque para la mayoría de la gente acostarse sin dormir no implica descansar y es muy estresante. También establece un patrón conductual negativo en el que el cerebro asocia acostarse con estar despierto, inquieto.

Estudios demuestran que la restricción del sueño es más efectiva que los medicamentos y los resultados son perdurables.

El segundo elemento novedoso en mi programa es el énfasis en los alimentos, sobre todo aquellos que se ha demostrado mejoran la calidad del sueño. Olvida los cuentos sobre el pavo o el queso. Resulta que comer más legumbres y alimentos con abundante fibra, y menos refrigerios con azucares por la noche, es una de las formas más efectivas de estimular los niveles de sueño profundo y mejorar el estado de ánimo. Esto se debe a que los alimentos con abundante fibra alimentan a las miles de millones de bacterias "buenas" que viven en el intestino, y éstas producen químicos que, se ha demostrado, reducen el estrés y la ansiedad. Repasaremos esta fascinante bibliografía científica.

Por el lado más práctico, mi esposa Clare y la escritora gastronómica Justine Pattison han creado sabrosas recetas repletas de ingredientes que estas bacterias adoran, y que tú terminarás amando también.

De verdad espero que disfrutes este libro y, sobre todo, que te quedes dormido. Rápido.

Capítulo 1

Cómo nos despertamos para dormir

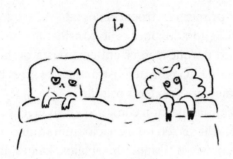

Como señalé en la introducción, es asombroso que pese a que dedicamos un tercio de nuestras vidas —cerca de 25 años— a dormir, hasta hace relativamente poco no sabíamos muy bien qué sucedía en ese tiempo. Hace cien años, la mayoría creía que al dormir, el cerebro se apagaba, como un foco.

El inventor estadounidense Thomas Edison, quien fabricó los primeros focos de la historia y cuyo invento contribuyó más que ningún otro a interrumpir nuestros patrones de sueño, creía que dormir era una pérdida de tiempo. Aseguraba que necesitaba dormir menos de cinco horas al día y que dormir más era egoísta. En sus palabras: "La mayoría come 100% más y duerme 100% más porque quiere. Por ese 100% adicional no están sanos y son ineficientes".

Como veremos, se equivocó. Un motivo por el que se conocía tan poco sobre el sueño hasta principios del siglo xx es porque no teníamos manera de investigarlo. A los científicos les gusta medir las cosas y el sueño era demasiado intangible. Era como entender los movimientos de los planetas antes de tener la capacidad de entender propiamente el espacio.

El hombre que hizo el primer descubrimiento importante en la ciencia del sueño fue un singular psiquiatra alemán de nombre Hans Berger.

Leer la mente dormida

La contribución de Hans Berger fue la electroencefalografía (EEG), que es el registro de "ondas cerebrales" del ser humano mediante electrodos adheridos al cráneo.

Construyó el primer electroencefalógrafo en 1924, pero durante años su trabajo fue ignorado, pues se le consideraba un excéntrico; lo cual no era gratuito porque Berger era entusiasta de la telepatía. De hecho, su máquina de EEG para demostrar que los seres humanos pueden comunicarse mediante poderes psíquicos.

Su obsesión con la telepatía comenzó en su juventud, cuando era oficial de caballería. Un día, en un ejercicio militar, su corcel se alteró y lo arrojó frente a un cañón tirado por caballos. La herida no fue seria, pero quedó muy alterado. Más tarde descubrió que en casa, su hermana presintió que estaba en peligro de muerte y obligó a su padre a mandarle un telegrama para confirmar que estuviera bien.

Berger estaba convencido de que, durante el accidente, envió un potente mensaje psíquico de auxilio que de algún modo su hermana había recibido. Estaba tan convencido que decidió volver para estudiar medicina y luego psiquiatría, sólo para confirmar la existencia de la telepatía.

En lo personal no creo en la telepatía, pero Berger acertó cuando afirmó que el cerebro humano produce señales eléctricas que se pueden "leer" con electrodos colocados en el cuero cabelludo. Aunque las versiones modernas del EEG son mucho más sofisticadas que el invento de Berger, en esencia hacen lo mismo.

El sueño ideal

En 1924 Berger demostró que su máquina de EEG podía estudiar las ondas cerebrales humanas, pero transcurrieron 27 años para que investigadores del sueño la emplearan de manera significativa.

En diciembre de 1951, Eugene Aserinsky, un alumno de pocos recursos de la Universidad de Chicago, decidió llevar a su hijo de ocho años, Armond, a su laboratorio para realizar un experimento novedoso en torno al sueño. Le limpió el cuero cabelludo, le pegó los electrodos del EEG y lo dejó dormido. Aserinsky procedió a registrar lo que ocurría desde la habitación contigua.

Para Aserinsky, era cuestión de vida o muerte. Tenía treinta años, su esposa estaba embarazada y vivían en un cuartel militar acondicionado. Eran tan pobres que apenas podía cubrir los pagos de su máquina de escribir, poner calefacción a su casa era impensable. Necesitaba un adelanto en su investigación pronto.

Como nadie más se había molestado en usar el EEG para estudiar el sueño de un individuo durante toda la noche, Aserinsky decidió hacerlo con su hijo pequeño.

Durante la primera hora no sucedió nada irregular, pero después se percató de que la máquina registró un cambio repentino en la actividad cerebral. En la máquina parecía que su hijo se había despertado, pero cuando revisó, su hijo estaba profundamente dormido. No se movía, salvo los ojos, que se movían de prisa debajo de los párpados.

Aserinsky despertó al niño, quien reportó que había tenido un sueño muy vívido. Se trataba de un descubrimiento asombroso, histórico. Al día siguiente Eugene repitió el experimento y obtuvo los mismos resultados. Un par de horas después de que Armond se quedara dormido, el EEG registró un cambio repentino en la actividad cerebral que coincidió con los movimientos oculares rápidos. Más adelante, se realizaron estudios a voluntarios adultos que mostraron lo mismo.

Eugene Aserinsky transformó lo que se sabía del sueño hasta entonces. Sin saberlo, envió a los primeros exploradores al Planeta de los Sueños y descubrió que no se trataba de un mundo árido y aburrido en donde no ocurría nada, sino un lugar en donde el cerebro experimentaba cambios extraordinarios. La investigación en torno al sueño estaba a punto de explotar.

Sin embargo, pese a este asombroso descubrimiento Aserinsky perdió el interés en el sueño. Luego de publicar sus descubrimientos en 1954, se dedicó a estudiar la actividad cerebral eléctrica de los salmones y posteriormente murió en un accidente automovilístico, muy probablemente porque se quedó dormido manejando.

¿Entonces qué ocurre cuando dormimos?

He pasado muchas noches en observación en laboratorios del sueño y, lo más interesante, observando a otros mientras duermen. Si nunca has visto a nadie quedarse dormido o te has grabado mientras lo haces, te lo recomiendo. Es muy entretenido.

Como ya mencioné, se creía que dormir era como apagar un foco. Se estaba despierto o dormido. Y ahora sabemos que es mucho más complejo.

El sueño consiste en tres estados diferentes: sueño ligero, sueño profundo y MOR (movimientos oculares rápidos). En la noche dormimos en ciclos de más o menos 90 minutos, pasamos de un estado al otro.

Como muestra el siguiente diagrama, durante la primera parte de la noche experimentamos buena parte del sueño profundo y la segunda mitad es la fase MOR. La mayoría se despierta entre dos y tres veces por noche. Si eres afortunado (como mi esposa Clare), no te darás cuenta. De lo contrario, despertarás y te quedarás despierto.

Cuando te vas a dormir y cierras los ojos, deberías entrar en el sueño ligero (fase 1). En este punto estás adormilado, pero te despiertas con facilidad. Si el perro de tu vecino empieza a ladrar o tu pareja a roncar, te pueden despertar.

Después de la fase 1 (que suele durar 10 minutos), empiezas a entrar en el sueño profundo.

Hipnograma

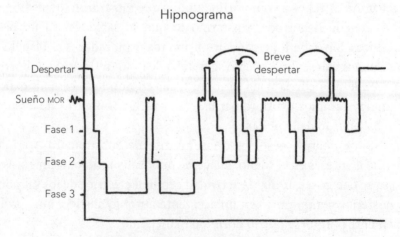

11 p.m. 12 p.m. 1 a.m. 2 a.m. 3 a.m. 4 a.m. 5 a.m. 6 a.m. 7 a.m.

Cuando se trata de dormir, me gusta pensar que soy una foca que se clava alegre en la profundidad de la noche. Hace algunos años filmé una película sobre buceo libre, individuos que bucean en grandes profundidades sin tanques de oxígeno, y verlos alejarse de la luz radiante de la superficie e internarse a la oscuridad del océano es un espectáculo hermoso. Dicho esto, para algunos, quedarse dormido es frustrante y no agradable.

La siguiente etapa, la fase 2, también cuenta como "sueño ligero". Al entrar a ella, la temperatura corporal (que se mide con termómetro rectal) que comenzó a disminuir, incluso antes de que te metieras a la cama, disminuye todavía más. Disminuye la frecuencia cardiaca (he registrado la mía y baja de sus 60 latidos por minuto a unos 55) y la respiración se estabiliza.

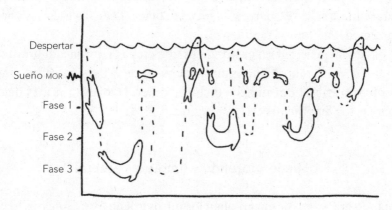

11 p.m. 12 p.m. 1 a.m. 2 a.m. 3 a.m. 4 a.m. 5 a.m. 6 a.m. 7 a.m.

Al entrar a la fase 2, puedes tener espasmos mioclónicos o "sacudidas del sueño". Es un movimiento involuntario de los músculos que se registra al entrar al sueño profundo. Aunque no es más que un sobresalto algunos se sacuden con fuerza, y no es divertido si compartes la cama. Suele ser una señal de estrés, y si sigues el régimen que propongo en este libro, no sino que dormirás mejor, sino que será menos probable que hagas este movimiento nocturno tan incómodo.

Si todo va bien, al cabo de una hora de quedarte dormido, entrarás a la fase 3: el sueño profundo. También se le conoce como sueño de ondas lentas porque en este punto el EEG registra ondas profundas y lentas. Millones de neuronas en el cerebro disparan a la vez, hacen una pausa y vuelven a disparar. Esta actividad crea enormes y estrepitosas olas que viajan por el cerebro, una actividad hipnótica cuando se ve en una pantalla.

En el sueño profundo entras a una fase de relajación total de la que es muy difícil despertar. Pero mientras el cerebro descansa, el cuerpo trabaja, ya que durante éste se realizan reparaciones vitales. Por ejemplo, la glándula pituitaria secretará más hormonas de crecimiento, fundamentales para el crecimiento y restauración celular. Durante este tiempo también se estimula el sistema inmune.

Sin suficiente sueño profundo el organismo fabrica menos citoquinas, una proteína que regula el sistema inmune. Éstas son imprescindibles para combatir infecciones, por eso la falta de sueño te hace más vulnerable a resfriarte y reduce la eficiencia de las vacunas contra enfermedades como la influenza.

Pese a que el sueño profundo es una etapa de relajación profunda, también es cuando algunos individuos hacen cosas extrañas, como caminar o hablar dormidos e incluso comer. Hablaré con más detalle sobre estos fenómenos en el capítulo 2.

Sueño profundo y limpieza cerebral

Cuando era joven me encantaban los mitos griegos, y uno de mis héroes era el poderoso Heracles (o Hércules en la mitología romana). Para permitirle ser inmortal a Heracles, hijo de Zeus, le designaron doce trabajos en apariencia imposibles ("los trabajos de Heracles").

El menos glamuroso era limpiar los establos del rey Augías en una sola noche, los cuales eran infames porque albergaban más de 3,000 cabezas de ganado y no se habían limpiado en años. Imagínate el hedor. Heracles los limpió en una sola noche desviando dos ríos y haciéndolos cruzar a través de los establos.

Menciono este mito porque en la noche sucede algo similar en tu cerebro. Mientras duermes profundamente, una red de canales cerebrales, el sistema linfático, se abre y bombea líquido cefalorraquídeo.

Como los ríos en los establos de Augías, este líquido corre por el tejido cerebral y limpia los residuos tóxicos que se acumularon durante el día.

Ésa es la buena noticia. La mala es que a medida que envejecemos, dormimos menos profundo, lo que implica que el cerebro no es tan bueno para limpiar las toxinas. La gente joven suele dormir un par de horas de sueño profundo cada noche. Cuando llegas a mi edad (63), si tienes suerte, duermes treinta minutos.

Esto es importante porque la acumulación de proteínas tóxicas en el cerebro, como la beta-amiloide y tau, parecen provocar Alzhéimer, y en el caso de los seres humanos, hay un vínculo muy claro entre la falta de sueño y el desarrollo de demencia.

Para tener un sueño profundo, es recomendable dormirse antes de la media noche, porque el cerebro duerme profundo la primera mitad de la noche. Comer los alimentos adecuados también estimula el sueño profundo, lo cual detallaré en el capítulo 5.

Sueño profundo y memoria

Durante el sueño profundo, además de la limpieza, el cerebro clasifica los recuerdos y almacena los más útiles.

En un día promedio, suceden muchas cosas. Escuchas las noticias, lees un libro, vas a trabajar, hablas con amigos, te conectas a las redes sociales o escuchas música. En otras palabras, cargas el cerebro con un torrente de posibles recuerdos. Algunos son útiles, pero otros se pueden descartar. Mientras duermes (sobre todo durante el sueño profundo) el cerebro decide qué recuerdos almacenar y cuáles descartar.

Es un poco parecido a organizar las fotos y los videos en tu teléfono. Almacenarlas exige mucha memoria, por eso cuando se empieza a llenar, tienes que editarlas. Cuando borras videos y fotos inservibles tienes espacio para nuevos.

Incluso comparado con una computadora moderna, el cerebro puede almacenar una cantidad asombrosa de información; según una estimación reciente su capacidad de almacenamiento ronda los 1,000 terabytes, o sea, mil millones de megabytes. Una computadora con esa capacidad guardaría unos dos mil millones de libros o 500,000 películas.

Pese a que tenemos una capacidad sorprendente para recordar cosas, no queremos guardar más basura de la necesaria. Por eso, durante la noche, los recuerdos importantes que están en el hipocampo (que los almacena a corto plazo) pasan al córtex prefrontal (que los almacena a largo plazo, una especie de disco duro). Con el tiempo, se borran los recuerdos que se quedan en la bodega a corto plazo.

Así que si eres estudiante, es importante dormir bien antes de un examen. Desvelarte estudiando es contraproducente porque olvidarás todo lo que memorizaste de último momento. A lo mejor contemplas dormir poco en la semana y reponerte el fin de semana. Desafortunadamente no funciona, porque para consolidar los recuerdos deben transcurrir 24 horas de haber acontecido.

A medida que envejecemos disminuye nuestra capacidad para dormir profundo, lo que puede explicar por qué nuestra capacidad de recordar empeora.

En un estudio reciente, investigadores de la Universidad de California, Berkeley,[1] estudiaron la memoria de 18 jóvenes (en sus veintes) y 15 adultos mayores (en sus setentas), todos saludables, en el laboratorio de sueño. Antes de acostarse, les pidieron memorizar pares de palabras y evaluaron los resultados.

Los conectaron a una máquina de EEG, que midió su actividad cerebral mientras dormían. A la mañana siguiente volvieron a evaluar cuántas palabras recordaban.

Los participantes mayores tuvieron 75% menos tiempo de sueño profundo que los jóvenes, y su capacidad para recordar los pares de palabra fue 55% peor.

Los escaneos cerebrales también mostraron que en la noche los jóvenes son más eficientes a la hora de cambiar sus recuerdos del hipocampo, o almacén de corto plazo, al córtex prefrontal, o largo plazo.

Un descubrimiento alentador fue que aplicar "estimulación transcraneal de corriente directa" —una pequeña descarga eléctrica a la superficie cerebral— mejoraba el sueño profundo de los participantes mayores, así como sus resultados en la prueba de memoria. En todo caso, como descubrirás en el capítulo 6, hay métodos más sencillos que dichas descargas para mejorar el sueño profundo.

La fase MOR y las emociones

Como hemos visto, el sueño profundo es vital para limpiar el cerebro y organizar nuestros recuerdos. Pero el sueño MOR, que ocurre más tarde por la noche, también es importante para ordenar nuestros recuerdos; y además nos ayuda a resolver nuestros problemas emocionales.

Aunque soñamos en otro momento de la noche, durante la fase MOR tenemos los sueños más vívidos, y éstos contribuyen a procesar y gestionar los malos recuerdos y las experiencias negativas. Todo esto explica otro descubrimiento peculiar: durante un periodo se paraliza la mayoría de los músculos. Quizá para que, cuando caigamos en un sueño dramático e intenso, no nos sacudamos y lastimemos. Seguimos respirando, de forma superficial y entrecortada, pero fuera de eso sólo movemos los ojos.

Si observas a alguien durante sueño MOR verás que debajo de los párpados mueve los ojos muy rápido. Nadie sabe por qué ocurre, pero una teoría es que refleja los movimientos oculares que hacemos cuando vemos una película. A esto suele llamársele "el cine de la mente", así que tal vez los movimientos oculares son una señal de que estamos siguiendo la acción.

¿Cómo procesamos nuestras emociones durante esta fase? Tiene que ver con la amígdala cerebral, los dos grupos de células en forma de almendras localizadas en la profundidad del cerebro que son clave para regular las emociones.

Soy ligeramente claustrofóbico y cuando estoy en un sitio confinado entro en pánico. Esto se debe a que la amígdala segrega hormonas de "pelea o huida", como la adrenalina, esto provoca que se disparen mi frecuencia cardiaca, presión sanguínea y respiración. Me siento nervioso, sudoroso y a veces con nauseas. En el fondo sé que no va a pasar nada malo, pero quiero salir corriendo.

Debido a que la secreción de hormonas de "pelea o huida" juega un papel fundamental en generar respuestas frente al miedo, quedé fascinado cuando descubrí que el sueño MOR es el único momento del día o la noche en el que están apagados los enlaces a estos químicos causantes del estrés. Esto quiere decir que, aunque los sueños que tenemos en la fase MOR pueden ser inquietantes, no lo son tanto como lo serían si estuviéramos despiertos.

Desde esta perspectiva, soñar en la fase MOR es una especie de psicoterapia, en la que repasas los recuerdos y sucesos desagradables, pero conservas la calma. Esto te permite procesar y apaciguar las emociones.

El sueño de la araña

Mientras escribía este libro pregunté a muchas personas sobre sus hábitos de sueño y sus sueños. Alguien me contó la siguiente anécdota, un ejemplo excepcional de un sueño terapéutico.

"De pequeño me daban miedo las arañas; no era grave, pero si veía una me tenía que alejar. Una noche soñé que estaba sentado en una silla dentro de una habitación oscura. Desde la silla veía una puerta. Debajo de la puerta había una luz y me di cuenta de que por la ranura inferior se estaban metiendo arañas pequeñas. Poco a poco la ranura se iba haciendo más grande, y a medida que lo hacía, empezaron a entrar arañas cada vez de mayor tamaño. Por algún motivo no estaba asustado, sólo me daba curiosidad ver qué tan grandes serían. Desperté. Lo más raro es que después de ese sueño dejaron de darme miedo las arañas. De hecho, la siguiente vez que me encontré una, pude recogerla sin gritar."

Duerme para abrirte camino

Otra maravilla del sueño MOR es que nos hace más creativos. Parece que el dicho de "consultarlo con la almohada" es muy apropiado: investigaciones demuestran que una noche de descanso, sobre todo con suficiente sueño MOR, incrementa nuestra capacidad para concebir buenas soluciones para nuestros problemas.

Cuando tengo un problema, me gusta anotarlo en una libreta, guardarla y consultarla al día siguiente. Es muy útil. Es habitual arrepentirnos de las decisiones que tomamos por la noche o después de dormir mal.

Hay muchas historias positivas sobre individuos que han tenido momentos de iluminación mientras dormían.

- A la escritora Mary Godwin (después Mary Shelley) se le ocurrió *Frankenstein* tras soñar con un científico que creaba vida y el resultado le aterraba.
- Paul McCartney cuenta que la melodía de "Yesterday" se le ocurrió dormido.
- Aún más impresionante, Keith Richards asegura que soñó con las primeras líneas de uno de los grandes éxitos de The Rolling Stones, y tocó la canción en sus sueños. Se dice que solía tener una guitarra y una grabadora junto a su cama y una mañana en mayo de 1965, de gira en Florida, despertó y se dio cuenta de que había dejado encendida la grabadora toda la noche. Cuando la reprodujo se escuchó tocando el riff de apertura de "Satisfaction".
- Debido a que el sueño MOR consiste en la actividad neuronal estimulante en el cerebro, es apropiado que el científico Otto Loewi, quien descubrió cómo se comunican los nervios, llegara a esa conclusión revolucionaria gracias a un sueño. En la primavera de 1920, el doctor Loewi se sentía frustrado. Estaba convencido de que los mensajes nerviosos se transmitían mediante señales químicas, pero había dedicado diecisiete años a demostrarlo sin éxito. Después, durante el Domingo de Pascua de ese año, tuvo un sueño. Despertó, anotó unos garabatos en una hoja y se volvió a dormir. Cuando se levantó la mañana siguiente, recordó que había escrito algo importante, consultó el papel, pero no entendió su letra. Tampoco recordaba qué había soñado. Por suerte, la noche siguiente soñó lo mismo. En esa ocasión se despertó bien y anotó todo. En el sueño realizaba un experimento con ranas para probar su teoría. "Me levanté de inmediato, me fui al laboratorio y según el designio nocturno, realicé un experimento sencillo a una rana". El experimento funcionó y más adelante le permitió ganar el Premio Nobel de Medicina.

Lo que sale mal cuando no duermes bien

Por qué la falta de sueño engorda

Dormir mal no sólo afecta el cerebro, también daña al organismo, incluida la capacidad para controlar los niveles de azúcar en la sangre. A largo plazo, esto puede ocasionar obesidad y diabetes.

Hace un par de años participé en un experimento con la doctora Eleanor Scott, de la Universidad de Leeds, para evaluar las secuelas de un par de noches de dormir menos de lo normal. Reclutamos a un grupo de voluntarios saludables y les colocamos monitores de actividad y monitores continuos de glucosa, dispositivos que se atan al brazo para medir los niveles del azúcar en la sangre. De este modo pudimos monitorear la glucemia constantemente sin tomar muestras de sangre de los dedos.

Primero, pedimos a los voluntarios que durmieran como siempre (para tener un punto de referencia), tres horas más tarde de lo habitual durante dos noches seguidas.

Sentía que no podía pedir a los voluntarios que hicieran este experimento a menos que yo también participase. Además me daban curiosidad los efectos que tendría en mi glucemia. En 2012 descubrí que tenía diabetes tipo 2, que pude sortear con la dieta 5:2 y bajando 9 kilos. ¿Acaso un par de noches de dormir mal me provocaría un retroceso?

Luego de dos noches de falta de sueño severa, regresé a Leeds para reunirme con la doctora Scott y los demás voluntarios. Todos se quejaron de tener antojos.

Alguien comentó:

—Quería galletas y no me comí una sola. Me comí diez, de esas que están rellenas de crema.

—¿No sueles hacerlo? —pregunté.

—¡Nunca en el desayuno!

Todos, sin importar si habíamos comido galletas en exceso o habíamos respetado nuestra dieta habitual, notamos que aumentó la glucosa en la sangre cuando habíamos dormido poco, al grado de que algunos (incluyéndome), con niveles normales al iniciar el experimento, ahora teníamos una glucemia que se encuentra en pacientes de diabetes tipo 2.

Como señaló la doctora Scott, existe mucha evidencia que señala que los individuos que acostumbran a dormir mal son más propensos a desarrollar diabetes tipo 2 que quienes duermen muy bien. ¿Por qué?

"Sabemos que dormir mal altera las hormonas del apetito, por lo que es más probable que tengas hambre y menos probable que te sientas satisfecho. También sabemos que cuando se duerme poco, es frecuente tener antojo de alimentos dulces, lo cual explica las galletas. Si estás despierto cuando no deberías, produces más cortisol, hormona del estrés, y al día siguiente se puede notar en la glucosa en la sangre", cuenta la doctora Scott.

El experimento que condujimos fue muy pequeño, pero investigadores del King's College London[2] realizaron un metaanálisis reciente que reveló que, en promedio, los individuos que duermen mal comen 385 calorías más al día, que equivalen a una rebanada de pastel grande.

Cuando estás cansada no sólo se dispara la glucosa en la sangre y las hormonas del hambre, también se activan las secciones del cerebro asociadas con la recompensa. En otras palabras, buscas alimentos perjudiciales, como papas y chocolates, con más empeño.

Otro estudio reveló que los niños padecen consecuencias similares.[3] Investigadores estudiaron a un grupo de niños entre los tres y los cuatro años, todos dormían la siesta en las tardes, les quitaron la siesta y los acostaron dos horas después de su horario habitual.

Al día siguiente, los niños comieron 21% más calorías que de costumbre, entre ellas 25% más refrigerios dulces. Después les permitieron dormir lo que quisieran. Al día siguiente, comieron 14% más calorías que antes de dormir poco.

El círculo vicioso

La falta de sueño engorda, pero acumular grasa (sobre todo visceral y en el cuello) también supone dormir peor. Es un círculo vicioso. Cuando era diabético y tenía sobrepeso dormía mal, en parte porque roncaba mucho. El sobrepeso también incrementa considerablemente el riesgo de padecer apnea del sueño, un trastorno que causa dificultad para respirar mientras duermes. Este estado provoca cansancio y hambre, además de que es terrible para el cerebro.

Un estudio sueco demostró lo perturbador que resulta el sobrepeso cuando se trata del sueño.[4] Para el estudio, los investigadores reunieron a 400 mujeres cuya edad promedio era de 50 años, todas del poblado de Uppsala. La mitad de las mujeres tenía sobrepeso y "obesidad central", es decir, la cintura medía más de 88 centímetros. La otra mitad era más delgada, su índice de masa muscular estaba dentro del rango normal. Las pesaron y tomaron medidas de la cintura, después las condujeron a una zona para dormir, en donde las conectaron a grabadoras del sueño.

Les permitieron dormir lo que quisieran. Las diferencias entre la calidad y la cantidad del sueño fueron asombrosas. Las mujeres con menos grasa visceral durmieron, en promedio, 25 minutos más por noche. También tuvieron 20% más sueño profundo, restaurador del cerebro, y 22% más sueño MOR, relajante para las emociones.

Síndrome metabólico

La falta de sueño también contribuye al síndrome metabólico, un conjunto de trastornos que incluyen exceso de grasa visceral, presión arterial, glucosa y colesterol elevados, y aumentan el riesgo de padecer diabetes tipo 2, derrame cerebral y enfermedades cardiovasculares. Uno de cada cuatro adultos en el Reino Unido padece síndrome metabólico, o el Síndrome X, y las consecuencias en la salud son extraordinarias, pues provoca que se acumule más grasa, sobre todo visceral, y resistencia a la insulina. En otras palabras, el organismo tiene que bombear cada vez mayores cantidades de insulina para normalizar la glucosa.

Falta de ánimo

Cualquiera que haya padecido mal sueño sabe que provoca irritabilidad y le quita la alegría a la vida. La ansiedad y la depresión afectan los

Las consecuencias de la falta de sueño

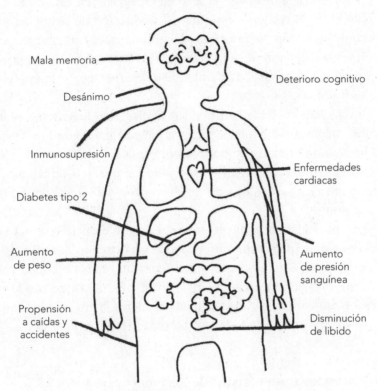

patrones de sueño. La inquietud mantiene activos el cerebro y el organismo cuando es momento de que se relajen. En el capítulo 4 veremos cómo combatirlo.

Libido

Así como la falta de sueño te hace sentir "demasiado cansado para tener sexo", también suprime la producción de dos hormonas sexuales esenciales, el estrógeno y la testosterona. Las consecuencias para la libido son devastadoras.

La buena noticia es que dormir bien debería mejorarla. Un estudio que se realizó a 171 mujeres estadunidenses reveló que cuando dormían una hora más incrementaban 14% el deseo la siguiente noche.[5]

¿Funciona a la inversa?, ¿el sexo mejora el sueño? En teoría, debería, pues el sexo frecuente estimula la producción de oxitocina (también conocida como "la hormona del amor", pues contribuye a crear vínculos afectivos) y reduce la presencia de hormonas que responden al estrés como el cortisol. Sin embargo, tal parece que es más efectivo para los hombres.

Investigadores de la Universidad Central de Queensland realizaron una encuesta en la que 68% de los participantes hombres respondió que cuando tenían sexo dormían mejor, a diferencia de 59% de las mujeres.[6] Otro descubrimiento revelador fue que 11% de las mujeres aseguró que a causa de su pareja dormían peor, a diferencia de sólo 4% de los hombres.

Los investigadores concluyeron que esta diferencia se debía a que es más probable que los hombres tengan un orgasmo durante el sexo que las mujeres. "Aunque parece que tener un orgasmo con la pareja brinda mayores beneficios a la hora de dormir, los orgasmos tras la masturbación también mejoran la calidad del sueño", pero los especialistas consideran que es necesario investigar más a fondo...

Llevar un registro de los hábitos de sueño

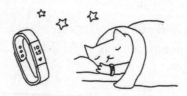

Está muy bien saber que dormir bien es vital para el cerebro, la cintura y la vida sexual, ¿pero registras cuánto duermes? La inmensa mayoría no tiene acceso a un laboratorio del sueño.

Sin una máquina de EEG no tendrás un panorama muy preciso de cómo duermes, pero algunos de los monitores modernos, que también miden el ritmo cardiaco, funcionan decentemente. Dediqué tiempo a buscar monitores y al final, elegí el Fitbit Alta HR Activity Tracker con monitor de ritmo cardiaco.

Dicho dispositivo ha pasado diversas pruebas clínicas, entre ellas un estudio reciente de la Universidad de Monash, en Australia, que comparó la precisión del monitor con la información de 49 individuos que arrojaron las máquinas de un laboratorio del sueño.[7] Los investigadores concluyeron que el reloj medía bastante bien el sueño profundo y el sueño MOR, pero sobreestimaba las horas dormidas porque no detectaba con la misma precisión cuando un individuo estaba despierto, pero inmóvil.

Dicho esto, vale la pena usar un monitor de sueño. Y también recomiendo un diario del sueño.

Un diario del sueño

Me puse el monitor varias semanas y, al mismo tiempo, llevé un diario de sueño detallado de mis hábitos: el monitor reflejó muy bien lo que había dormido y cómo. En el capítulo 6 incluí una copia de la página de un diario y se pueden descargar más copias en fast-asleep.com.

Si tienes curiosidad sobre tus hábitos de sueño o si padeces cualquier variante de insomnio, entonces llevar un diario es obligatorio. Más adelante detallaré los porqués.

Eficiencia del sueño

El monitor también te permite calcular la eficiencia del sueño, una parte fundamental del programa Duerme en un dos por tres. ¿Qué es la eficiencia del sueño? Como mencioné anteriormente, es la medida del tiempo que pasas en la cama realmente dormido.

Lo voy a ilustrar con mis notas.

Procuro acostarme a las 11 p.m. y despertar a las 7 a.m., todos los días, también los fines de semana. Si quieres dormir bien, la rutina es muy importante, y valoro mucho mi sueño.

Mi monitor reveló que en un mes pasé un promedio de 7 horas y 50 minutos diarios en la cama, pero sólo 6 horas y 40 minutos dormido. El resto del tiempo intentaba dormir, paseaba por la casa o leía.

Para calcular mi eficiencia del sueño hay que convertirlo a minutos.

$$(6 \times 60) + 40/(7 \times 60) + 50 = 400/470 = 85\%$$

85% es muy buena cifra. Entre 85% y 90% es excelente, y muy pocas personas lo superan. Un insomne dedica cerca de 70% de la noche a dormir.

¿Y qué hay de las distintas fases? Según mi monitor, duermo profundo 17% de las 6 horas y 40 minutos y 18% en la fase MOR. El sueño ligero constituye el resto.

Nada mal. Según un estudio reciente de Fitbit, el usuario promedio se queda despierto 55 minutos todas las noches y duerme cerca de 6 horas 33 minutos.[8] 15% de ese tiempo es sueño profundo y 20%, MOR.

Fitbit también reveló que, a mayor edad, menor cantidad de sueño: si un adulto joven duerme 6 horas 58 minutos, a partir de los 52 se reduce a 6 horas 33 minutos. Pero el sueño profundo constituye la mayor reducción relacionada con la edad, a partir de los 50, de 71 minutos por noche a sólo 50.

Según el estudio de Fitbit, las mujeres duermen un poco más que los hombres, 25 minutos cada noche, y estos resultados se reflejan en otros estudios que se realizaron a adultos estadunidenses.

Parece que priorizan más el sueño, tal vez porque son mejores para reconocer los beneficios para la salud. También existe evidencia de que son más vulnerables a la falta de sueño y sus consecuencias.

Resumen

- Existen tres fases: sueño ligero, profundo y MOR.
- En la noche dormimos en ciclos de cerca de 90 minutos, dormimos profundo las primeras horas de la noche y la fase MOR ocurre después.
- Dedicamos cerca de la mitad de la noche al sueño ligero.
- Mientras dormimos profundo el cerebro se limpia y organiza los recuerdos.

- Tenemos sueños vívidos durante la fase MOR que nos ayudan a procesar las emociones.
- Dormir mal aumenta el riesgo de desarrollar obesidad, diabetes tipo 2, demencia, presión arterial alta y falta de ánimo, también reduce la libido.
- Lo más importante no es el tiempo que pases en la cama, sino DORMIDO. Para seguir el programa Duerme en un dos por tres es clave calcular la eficiencia del sueño.

Capítulo 2

Con qué nos quedamos dormidos y qué nos mantiene despiertos

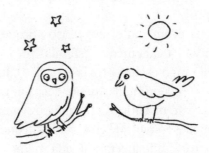

Las ganas de dormir comienzan temprano, desde que despiertas y te levantas. Poco después de que abres los ojos, el organismo excreta una ola de hormonas, entre ellas cortisol, que responde al estrés y te prepara para el día. Pero también detona que el cerebro segregue un químico de nombre adenosina.

Ésta se pega a los receptores del cerebro para ralentizar la actividad cerebral. Dicha supresión de actividad de las células cerebrales provoca la sensación de somnolencia.

Cuanto más tiempo pases despierto, mayores serán los niveles de adenosina. Cuanto más altos sean los niveles de adenosina, más somnoliento te sentirás. Cuando por fin te acuestas a dormir, la adenosina se desintegra y desecha.

Si te sientes somnoliento, pero quieres estar despierto, puedes bloquear sus efectos temporalmente con el consumo de la droga psicoactiva más popular del mundo, la cafeína, la cual se pega a los receptores cerebrales que provocan el sueño (que de otro modo serían presas de la adenosina), por eso te despierta.

Como seguro has notado, la cafeína surte distintos efectos en cada individuo. Algunos, como mi esposa, son muy sensibles. Sólo necesita una taza para despertar. Y se queda en su organismo mucho más tiempo que en el mío.

El motivo por el cual sigues tomando café es que el hígado lo desintegra. La vida media promedio de la cafeína es de cerca de cinco horas, es decir, si te tomas una taza a las 6 p.m., la mitad seguirá en tu organismo hasta las 11 p.m., y un cuarto hasta las 4 a.m.

Si eres sensible a ella, seguirás sintiendo los efectos de la taza vespertina en la madrugada, cuando estés despierto preguntándote por qué no puedes dormir.

Pero citar cifras promedio es engañoso porque algunos asimilan la cafeína más rápido. La vida media "estándar" de la cafeína podrá ser cinco horas, pero el rango oscila entre las 1.5 y las 9 horas.

Si asimilas la cafeína particularmente despacio, seguirás sintiendo el efecto de tu té o café matutinos en la madrugada. Pero si lo haces rápido, entonces puedes tomar café en la tarde sin que te altere el sueño.

Hay varios factores que afectan la vida media de la cafeína en el organismo, como el género, la edad, el peso y los medicamentos que consumas. La píldora anticonceptiva retarda significativamente la capacidad del hígado para asimilarla.

Sin embargo, el factor decisivo es la genética personal. Si te interesa, hay empresas (en Estados Unidos) que ofrecen pruebas genéticas, como 23andme.com. Se pide la prueba en línea y recibes un tubo de ensayo por correo postal. Escupes en él y lo regresas. Unas semanas después, consultas los descubrimientos en su página web.

Hace unos años lo hice y descubrí información fascinante. Según 23andme es poco probable que desarrolle calvicie (cierto) o caspa (cierto), pero es probable que perciba el olor a espárragos en mi orina (cierto). En lo referente a la cafeína, resulta que soy bastante sensible, y lo mejor es no abusar. En estos días tomo entre dos y tres tazas en la mañana y rara vez después de medio día.

Los relojes internos

Además de la acumulación de adenosina, el otro factor importante que fomenta el sueño es el reloj circadiano. En las profundidades del cerebro hay un pequeño grupo de células llamadas núcleo supraquiasmático (NSQ).

Si caváramos un agujero en el entrecejo, siguiéramos hasta llegar al hipotálamo y metiéramos un electrodo, se escucharía el tictac del reloj.

Es curioso, pero el reloj circadiano no marcha igual que un reloj de 24 horas. Algunos andan más rápido que otros. Si tienes un reloj rápido, entonces eres una alondra, es decir, despiertas temprano. Si es lento, te gusta despertar tarde, así que eres un búho. El motivo por el que no nos desfasamos terriblemente es porque todos los días la luz reinicia nuestros relojes internos.

Los rayos del sol pegan en receptores oculares que no tienen nada que ver con la vista, están vinculados con el NSQ. Y éste envía señales a otras partes del organismo, incluido el intestino, para avisar que ha comenzado otro día y es hora de moverse. Es como despertar a los niños: "¡Arriba, desayunamos en 20 minutos!"

Del mismo modo, así como nos gusta encontrar una casa cálida cuando nos levantamos, el NSQ aumenta la temperatura corporal antes de despertar para que te prepares y empieces el día.

A primeras horas de la mañana también apaga la producción de melatonina, una hormona conectada al reloj cerebral que éste segrega cuando oscurece para indicarte que es hora de dormir (más adelante entro en detalle), y activa la liberación de cortisol, la hormona del estrés.

Lo que complica un poco las cosas es que cada uno de nuestros órganos tiene su propio reloj conectado al reloj principal, pero que no necesariamente se rigen por él. Por ejemplo, el reloj del hígado no se reinicia con la luz sino con la comida. Esto es importante porque cuando los relojes biológicos no están sincronizados con el mundo exterior ni entre ellos, estamos en problemas. Tendremos dificultad para dormir, hambre, dificultad para controlar la glucosa, nos sentiremos cansados y será difícil concentrarnos. Se denomina "*jet lag* social", porque al igual que el *jet lag* que se experimenta al cruzar distintas zonas horarias te hace sentir fatal.

Por suerte, puedes reajustar tus relojes y sincronizar el organismo con cambios bastante sencillos como comer alimentos apropiados a la hora indicada y exponerte a suficiente luz solar a la hora adecuada. Este libro te ayudará a sincronizar todos los relojes rápidamente.

Alondras y búhos

Algunas personas se levantan de la cama en las mañanas con mucha energía y entusiasmo. Otras necesitan poner el despertador —varias veces— para salir a tiempo.

Mi esposa se puede quedar trabajando entrada la madrugada y yo prefiero acostarme pasadas las 10 p.m. Soy una alondra y Clare un búho. En una fiesta, a las 11 p.m. estoy listo para irme, ella apenas está empezando. Tenemos cronotipos distintos y la evidencia señala que no sólo se debe a las preferencias personales sino a nuestros genes.

Para conocer qué decía mi información genética sobre mis patrones de sueño, visité al doctor Simon Archer, profesor de Biología Molecular del Sueño en la Universidad de Surrey. Entre otras cosas, Simon ha estudiado la relación entre los marcadores genéticos individuales y la vulnerabilidad a padecer insomnio.

Le envíe la información de mi prueba genética de 23andme. ¿Qué concluyó su equipo?

"Lo primero que nos llamó la atención fueron tres marcadores genéticos que predicen que eres madrugador. También encontramos un marcador que indica mayor riesgo de tener insomnio y otro relacionado con eficiencia del sueño deficiente en quienes se exponen a mucho estrés laboral. Por lo que he visto, predeciría que es habitual que tengas el sueño interrumpido, fragmentado, y que necesitas más horas de sueño que la mayoría."

Todo es atinado. Cuando me estreso me pongo de malas y duermo mal.

Mis genes confirmaron lo que ya sospechaba: mi reloj circadiano trabaja rápido, es decir, me gusta acostarme y levantarme temprano.

¿Es posible definir si eres una alondra o un búho sin hacerte una prueba genética? Intenta responder las siguientes preguntas con "sí" o "no".

1. ¿Despiertas de buenas y con energía, sin alarma, a las 7 a.m.?
2. ¿Si te acuestas a las 10 p.m. te quedas dormido rápido?
3. ¿Siempre intentas acostarte antes de la media noche, incluso si estás de vacaciones?

4. ¿Te cuesta trabajo quedarte dormido antes de la media noche?
5. ¿Necesitas un despertador para levantarte?
6. ¿Te conformas con un café y te da hambre hasta mucho más tarde?
7. Si tienes la oportunidad, ¿dormirías hasta las 11 a.m. o después?

Si respondiste que "sí" a las primeras tres y "no" a las últimas cuatro, tienes tendencias de alondra. Si ocurrió lo contrario, eres más búho.

Por qué las alondras se vuelven búhos y otra vez alondras

El cronotipo no sólo se reduce a los genes. La edad y el género también influyen.

Se realizó un estudio numeroso a 25,000 personas de todas las edades, en el que se les pidió que llenaran un cuestionario de cronotipo.[9] Éste reveló que aunque la mayoría de los niños son alondras (cronotipos madrugadores), entrada la adolescencia se van volviendo búhos, y llegan al tope de esta tendencia en torno a los 20 años. Intentan llevarse el celular a la cama, se quedan despiertos hasta tarde chateando con sus amigos en redes sociales y les cuesta despertar en las mañanas. Están de malas en el desayuno, se niegan a comer sano, prefieren comida chatarra y una bebida energética para despertar camino a la escuela.

Sí, esta conducta es muy molesta, pero hasta cierto punto no es su culpa. Incluso cuando llega la pubertad, se atrasa el reloj interno una o dos horas en promedio. Así que un niño angelical que se dormía a las 9:30 p.m. y se despertaba a las 7 a.m. (para dormir sus necesarias diez horas de sueño), se convierte en un adolescente insolente a quien le molesta que lo manden a dormir y le molesta aún más despertar a las 7 a.m., después de haber dormido sólo siete horas.

También hay diferencias de género. A las niñas les llega antes la pubertad y también se vuelven búhos antes que los niños, llegan al máximo de esta tendencia a los 19, y después regresan a ser más alondras. Por otra parte, los niños tienen un reloj corporal que los lleva a acostarse cada vez más tarde, hasta que llegan a los 21 y tienen que acoplarse a la vida adulta. No obstante, tienden a conservar los hábitos de búho en mayor grado que las mujeres hasta que llegan a los 50, cuando desaparecen las diferencias de género.

Aunque es una molestia para los padres y los hijos porque causa mucho conflicto, puede ser que así lo haya querido la Naturaleza. Cuando los niños son pequeños es vital que los padres los cuiden y alimenten. Pero a medida que van creciendo necesitan reivindicar su identidad, prepararse para vivir fuera de la casa parental, donde tendrán que buscarse la vida; así como nuestros ancestros cuando salían de la seguridad de la tribu. Desvelarse con otros adolescentes, mientras los padres duermen, puede ser la forma en que la Naturaleza fomente que la siguiente generación forme lazos.

El problema es que el mundo moderno no permite que nos quedemos en la cama. El reloj interno de un adolescente pide desvelarse y levantarse tarde, pero los papás también piden a gritos que se vistan para ir a la escuela. El resultado es que la mayoría de los jóvenes se agotan mañana y noche, y menos de 25% duerme entre nueve y diez horas, como se recomienda en la jornada escolar.

La solución obvia sería comenzar el día más tarde, y muchas escuelas lo han intentado. En 2016 Seattle anunció que la mayoría de sus escuelas secundarias empezarían una hora después, así retrasaron la hora de entrada de las 7:50 a.m. a las 8:45 a.m. A los padres no les encantó y se tuvieron que reprogramar todas las actividades extracurriculares, así que el profesorado se quejó bastante. ¿Valió la pena?

Investigadores pidieron a 170 alumnos de dos de las escuelas que iban a implementar el cambio que usaran monitores de actividad para rastrear el sueño. Descubrieron que retrasar la entrada a la escuela casi una hora sí tuvo ventajas importantes en la cantidad de horas que dormían. Aumentó de un promedio de seis horas y cincuenta minutos (antes del cambio) a siete horas y 24 minutos después, o sea, se incrementó 34 minutos cada noche. El rendimiento académico y la asistencia también mejoraron significativamente.

Otro estudio,[10] esta vez en Fairfax, Virginia, mostró que retrasar el inicio de la jornada escolar puede reducir los accidentes automovilísticos. Descubrieron que era 9% menos probable que los alumnos entre los 16 y 18 que manejan a la escuela tuvieran un accidente si entraba una hora más tarde.

De búho a alondra

Ser un búho en la adolescencia provoca discusiones con los padres y puede ser muy inconveniente en la adultez.

Hace poco conocí a un búho, Marie, que trabaja de tiempo completo y tiene dos hijos de tres y cinco años. Ha sido búho desde la adolescencia y me contó que si pudiera, se dormiría entre las dos y las tres de la mañana y despertaría en torno a las once.

Como tiene dos hijos pequeños no puede, además entra a trabajar a las 9 a.m., entonces se acuesta en torno a las 11 p.m., pero se queda despierta hasta las 2 a.m. o más tarde.

A las 7 a.m. la despierta bruscamente la alarma o los niños, que piden entrar a su cuarto. Su esposo, también un poco búho, se desempeña muy bien con cinco o seis horas de sueño. Pero Marie no. Me contó que casi todas las mañanas despierta devastada.

Ha probado todos los remedios obvios, como hacer ejercicio o no despertar tarde los fines de semana, pero nada funciona salvo los somníferos, y no quiere tomarlos toda la vida.

La buena noticia para gente como Marie es que sí es posible transformarse en alondra en sólo tres semanas y sin medicamentos.

Se consigue reiniciando los relojes internos. Al controlar la exposición al sol y organizar los horarios de comida.

Para demostrarlo, investigadores de la Universidad de Monash, Australia, reunieron a 22 búhos, hombres y mujeres que acostumbraban acostarse a las 2:30 a.m. y despertar a las 10 a.m.[11]

Les pidieron seguir nueve reglas sencillas en el transcurso de nueve semanas:

1. Despertar dos horas más temprano de lo habitual, que para este grupo implicaba a las 8 a.m.
2. Salir en las mañanas y exponerse a mucha luz solar.
3. Desayunar lo más temprano posible.
4. Ejercitarse en la mañana.
5. Comer a la misma hora todos los días.
6. Evitar la cafeína después de las 4 p.m.
7. Evitar siestas después de las 4 p.m.

8. Evitar las luces brillantes en la tarde y acostarse un par de horas más temprano de lo habitual, o sea, a la media noche.
9. Respetar este régimen todos los días, incluso los fines de semana.

Tres semanas después los búhos habían atrasado sus relojes biológicos dos horas. Además de acostarse más temprano, las pruebas revelaron que la presencia de melatonina, la hormona que induce el sueño, alcanzó su nivel más alto dos horas antes.

Al cambiar sus relojes biológicos se sintieron menos somnolientos durante el día y, en general, más satisfechos con sus vidas. Mejoraron sus puntajes de depresión y estrés, así como los resultados de sus pruebas cognitivas. Incluso aumentó su fuerza física.

¿Alguien quiere acampar?

Una estrategia mucho más efectiva para cambiar de búho a alondra sería acampar. Hace un par de años, el doctor Kenneth Wright de la Universidad de Boulder, Colorado, envió a ocho individuos (seis hombres y dos mujeres) a un campamento a las montañas Rocallosas.[12] Les dio monitores de pulsera para registrar la cantidad de luz a la que se exponían y monitores de actividad para calcular cuánto dormían. En la semana que acamparon no se les permitió usar linternas ni celulares, y la única luz que los alumbraba en las noches provenía de las velas y las fogatas.

Sus monitores mostraron que en el curso de la semana la luz que recibieron fue cuatro veces mayor a la que recibían habitualmente. El efecto en sus patrones de sueño fue monumental.

Antes de acampar, en promedio, se acostaban a las 12.30 a.m.; cuando volvieron del viaje, su horario cambió a las 11 p.m. Sincronizaron su sueño con el amanecer y el atardecer.

Cuando el doctor Wright hizo pruebas de sangre, descubrió que los organismos de los participantes habían empezado a excretar melatonina dos horas más temprano que antes del viaje. En una semana convirtió a este grupo de búhos en alondras. Quién sabe, quizás eso podría funcionar con los adolescentes.

¿Qué nos mantiene despiertos?

Mi versión de dormir bien es acostarme en torno a las 11 p.m., quedarme dormido en minutos y despertar, descansado, a las 7 a.m., sin despertador. Sería hermoso. Y así fue un tiempo, pero ahora es rarísimo.

No se me dificulta acostarme y quedarme dormido, pero casi siempre despierto en la madrugada y a veces me cuesta volverme a dormir. En este sentido, soy un insomne clásico.

Hay otros tipos de insomnio: no poderse dormir o despertar muy temprano, pero la más común, es despertar en la madrugada, sobre todo a medida que envejecemos. Esto se debe a que con los años el sueño se vuelve ligero, pero también porque tenemos la vejiga llena y sentimos la necesidad de ir al baño.

Antes me frustraba mucho que, sin importar lo cansado que estuviera, despertaba cuatro horas y media después de acostarme (en general en torno a las 3:30 a.m.), iba al baño y cuando regresaba a la cama, me quedaba despierto por horas, preocupado por no poder dormir y lo cansado que me sentiría en la mañana. Por fin me quedaba dormido y despertaba bruscamente a las 7 a.m. con la alarma.

Hace un par de años, mientras planeaba un documental sobre la vida en los barrios pobres de la época Victoriana, entrevisté a Roger Ekirch, profesor de historia en el Tecnológico de Virginia, en Estados Unidos. Me contó que antes de la era industrial la mayoría de las personas dormía siguiendo mi patrón de sueño: dormir, despertar un rato y volver a dormir. Al parecer la gente se acostaba a las 9 p.m., dormía unas cinco horas y despertaba a las 2 a.m., hacían tareas en casa, visitaban a amigos o "disfrutaban de intimidad" y volvían a acostarse para la segunda ronda de sueño.

El profesor Ekirch cree que las presiones de la era industrial y la invención de la luz eléctrica cambiaron esos hábitos, dormir de corrido se volvió la norma. Y a medida que se generalizó esta práctica, la idea de "primera" y "segunda" ronda de sueño desapareció del imaginario popular. Incluso se ha perdido la costumbre de dormir la siesta que puede tener muchos beneficios (véase la página 90), muy habitual en los países calurosos.

Para demostrar que su hipótesis del sueño bifásico (dormir en dos bloques) tiene raíces en la antigüedad, el profesor Ekirch me habló de la investigación del doctor Thomas Wehr, psiquiatra del Instituto Nacional de Salud Mental.[13] A principios de 1990, el doctor Wehr condujo un experimento en el que un grupo de voluntarios sanos se encerró en un laboratorio completamente oscuro 14 horas del día.

Cuando concluyó el experimento, en la noche los voluntarios dormían ocho horas en promedio, pero no de corrido. Dormían entre tres y cinco horas, despertaban una hora o dos y se volvían a dormir otras tres o cinco horas.

Carol Worthman, antropóloga de la Universidad Emory, Atlanta, coincide con el profesor Ekirch. Ella ha estudiado los patrones de sueño de cazadores recolectores cuyo estilo de vida es similar al preindustrial. Asegura que el sueño interrumpido o polifásico es muy normal. En muchas tribus que ha estudiado 25% de las personas están despiertas y activas en la madrugada. Cree que se trata de una ventaja evolutiva porque cuando nuestros ancestros remotos vivían en exteriores, era importante que por lo menos parte de la tribu se mantuviera despierta y alerta en virtud de los depredadores.

Si como yo, despiertas en la madrugada, que te sirva de consuelo que los seres humanos lo han hecho desde hace miles de años.

Estos descubrimientos me animaron, así que decidí que en vez de luchar contra mis patrones de sueño "anticuados", les sacaría provecho. Ahora acepto la probabilidad de despertar alrededor de las 3 a.m. y así organizo mi día. Si debo despertar temprano al otro día, procuro acostarme a las 10:30 p.m. Así mi primer bloque de sueño consiste en cuatro horas y media, más o menos.

Cuando despierto a las 3 a.m., en vez de quedarme angustiado en la cama, me levanto y voy a otra habitación, leo, medito o leo un libro absolutamente aburrido. Tengo una colección especial de libros para este fin. Cuando me empieza a dar sueño, en general luego de 40 minutos, regreso a la cama para dormir otras tres horas, más o menos.

Entre estos dos bloques de sueño, evito actividades emocionantes o estimulantes. Si despiertas en la madrugada, el objetivo es aburrir al cerebro para que se vuelva a dormir.

Desde que acepté de mala gana que es improbable que vuelva a dormir toda la noche sin interrupciones, me he sentido más descansado, menos estresado y menos somnoliento durante el día. Inténtalo y cuéntame cómo te va.

Roncar

Uno de los motivos principales por los que la gente duerme mal, además de tener la vejiga llena, es porque su pareja ronca. Provengo de varias generaciones de roncadores. Mi padre roncaba muy, pero muy, fuerte, como si alguien serruchara madera, tanto que se escuchaba en toda la casa.

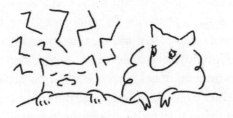

Yo también roncaba bastante fuerte, a tal grado que cuando vivíamos en Londres, mi esposa juraba que mis ronquidos ahogaban el sonido de los barriles de metal que entregaban en el bar frente a la casa por las madrugadas.

Aunque el cliché de un roncador es un hombre gordo, de mediana edad, las mujeres también roncan. Hace un par de años, los diarios del Reino Unido publicaron que "una de las roncadoras más intensas del país" era una abuela con cuatro nietos. La grabaron roncando a 112 decibeles, esto quiere decir que sus ronquidos eran más fuertes que un jet que volara bajo. Según los diarios, era capaz de ahogar "tráileres, tractores o trenes de velocidad". Al parecer a su esposo le bastaba dormir en el cuarto de las visitas y taparse la cabeza con una almohada.

La mayoría ronca debido al sobrepeso (aunque no sé si ese sea su problema). Si eres mujer y la circunferencia de tu cuello mide más de 41 centímetros o si eres hombre y mide más de 43, es muy probable que ronques.

A medida que envejecemos y engordamos, roncamos más. Esto se debe a que la garganta se estrecha, los músculos de la garganta se debilitan y la úvula —ese tejido que cuelga en la parte posterior de la garganta— se ablanda. Todos estos cambios implican que cuando inhalamos, el aire no se puede desplazar con libertad de la nariz y la garganta a los pulmones. En cambio, hace que los tejidos circundantes vibren, lo que produce los espantosos ronquidos.

Roncar y la apnea del sueño

Además de ser molesto, roncar puede ser síntoma de síndrome de apnea obstructiva del sueño (SAOS), un síndrome serio. El SAOS ocurre cuando los músculos en la parte posterior de la garganta se relajan y restringen o bloquean temporalmente el flujo de aire mientras duermes, lo que provoca que se disminuya el oxígeno en la sangre. Sumado a la presión arterial alta, esto incrementa el riesgo de tener un infarto.

Es mortal. Carrie Fisher, la actriz que dio vida a la princesa Leia en *Star Wars*, murió de un infarto a los 60 años mientras viajaba en avión. La autopsia indicó que los factores que contribuyeron a su muerte fueron apnea del sueño sin tratar y acumulación de tejido graso en las cavidades arteriales.

Muchísimas personas que padecen apnea del sueño no se tratan porque creen que sólo provoca roncar, y eso es inofensivo.

Hace poco estaba a bordo de un tren y un hombre de mediana edad, con sobrepeso y de nombre George, se presentó. Sabía que escribía libros de alimentación, pero quería señalar que no creía en hacer dieta y mucho menos necesitaba hacerlo.

Le pregunté si tenía dificultades para dormir, y reconoció que se sentía cansado todo el día. También reveló que roncaba fuerte, sobre todo después de tomarse unas copas, y que su esposa le había contado que a veces dejaba de respirar.

Insistió en que no le preocupaba, pero a mí sí, sobre todo cuando agregó que conducía ferris por largas distancias y se mantenía despierto con bebidas energéticas. Sugerí que su esposa lo observase por una hora o dos para contar cuántas veces dejaba de respirar diez segundos o más. Otros síntomas de la apnea del sueño son respirar con dificultad, roncar, ahogarse, hipersomnia (somnolencia diurna excesiva) y falta de apetito sexual. Si tienes algunos de estos síntomas, acude a tu médico.

25% de hombres y 10% de mujeres padecen SAOS. Por desgracia, es común entre conductores de ferris y tráileres, que suelen tener sobrepeso porque pasan buena parte de su jornada laboral sentados y comiendo chatarra. Un estudio reciente examinó a 905 conductores de tráileres italianos y reveló que casi el 50% padecían algún problema respiratorio durante el sueño, por lo que son más propensos a quedarse dormidos manejando.[14]

Le conté a George que tener SAOS y no tratarlo duplicaba el riesgo de morir repentinamente. El hecho de que cada noche su cerebro se quedara sin oxígeno también aumentaba el riesgo de desarrollar Alzhéimer y demencia. Se quedó reflexionando.

Le expliqué que la mejor forma de curar el ronquido y la apnea del sueño era bajar de peso y pronto. Yo roncaba porque mi cuello medía 43 centímetros. Cuando seguí la dieta 5:2 en 2012 y bajé 9 kilos, también perdí 2.54 centímetros de grasa en el cuello. Dejé de roncar por completo y por fin reinó el silencio en la casa.

Le sugerí a George que si quería obtener las ventajas de bajar de peso rápido y sanamente, que comprara uno de mis libros o consultara thefast800.com; él dijo que lo pensaría, y quiero creer que lo hizo.

Bajar de peso rápido y la apnea del sueño

Aunque las personas delgadas pueden padecer SAOS, es mucho más común entre aquellas que almacenan grasa alrededor del cuello. Como le conté a George, si tienes sobrepeso, entonces la manera más efectiva de dejar de roncar y curar la SAOS es adelgazar lo más pronto posible.

En Finlandia se realizó un estudio entre pacientes con sobrepeso u obesidad diagnosticados con SAOS leve, el cual reveló que seguir una dieta para bajar de peso rápido (800 calorías al día en 12 semanas), curó a la mitad.[15] En promedio, bajaron 10.7 kilos, lo que mejoró considerablemente sus hábitos de sueño, hipertensión, disminuyó el colesterol y la glucosa.

A más peso perdido, más mejoras. 90% de quienes bajaron más de 15 kilos se curaron del SAOS, pero incluso si hubieran bajado tres, y mantenido ese peso, sus probabilidades de curarse seguían siendo de 38%.

Si sufres de SAOS, pero no tienes sobrepeso, o no te interesa bajar de peso, contempla el uso de una máquina de presión positiva continua en las vías respiratorias (CPAP, por sus siglas en inglés). Es una máquina que se coloca en el buró y bombea aire mientras duermes mediante una mascarilla que cubre la nariz y, a veces, la boca. La idea es que, gracias a la presión del aire, tu garganta se mantenga abierta para que no dejes de respirar.

Te puede salvar la vida. Una antigua colega de trabajo descubrió que tenía apnea del sueño y le recetaron una máquina CPAP. Al cabo de unas semanas se transformó: el desastre y el agotamiento dieron paso a la energía y la felicidad. Me contó que no tenía idea de lo horrible que se sentía en las mañanas hasta que dejó de sentirse así.

Como ahora estaba llena de energía, decidió seguir mi consejo, siguió la dieta Fast 800, perdió 15 kilos y pronto pudo regresar la máquina CPAP a la clínica del sueño, para asombro de todos.

Esperarías que, a medida que adelgazas, la intensidad del ronquido también disminuya poco a poco. Pero no siempre es el caso. Parece haber un punto de inflexión. Así que no te desanimes si al principio el ronquido no mejora, en cuanto llegues a un peso saludable lo hará. Recuerda que, aunque no dejes de roncar por completo, disfrutarás todos los beneficios de bajar de peso.

La única alternativa es una máquina CPAP, aunque tiene muchas desventajas. Por un lado, el precio, y por otro, el inconveniente de llevarla cuando viajas y el hecho de dormir todas las noches con una mascarilla. E imagino que mata la pasión.

Dispositivos antirronquidos

Además de las máquinas CPAP, hay muchos aparatos para no roncar, desde tiras nasales que abren la nariz a "dispositivos de avance mandibular", que empujan la quijada inferior y la lengua hacia delante con el fin de abrir las vías respiratorias. La mayoría funciona decentemente, pero ninguno como bajar de peso. Si te refieren a una clínica del sueño te pueden dar asesoría personalizada, de otro modo, entra a Internet para ver las recomendaciones de otras personas con este problema.

Si estás desesperado, existe la uvulopalatofaringoplastia. Se trata de una cirugía en la que se quema o recorta tejido en la garganta para destapar la obstrucción. Implica riesgos, la recuperación es dolorosa y no siempre es efectiva, sobre todo porque el principal motivo de tu apnea del sueño es el sobrepeso. Incluso puede agravar el padecimiento.

Cosas que salen mal en la noche

Como ya habrás visto, las noches en el hogar de los Mosley pueden ser caóticas. Además de que acostumbro a vagar por la casa a las 3 a.m., a veces Clare se levanta en la madrugada, completamente dormida. Hace poco pasó encima de mí y empezó a buscar su ropa en la alacena. Cuando le pregunté qué hacía, contestó que buscaba a un hámster que se había perdido y había que darle de comer. Hace años que no tenemos hámsteres. La convencí de que regresara a la cama y se quedó dormida de inmediato; al otro día no recordaba absolutamente nada de su excursión.

Clare tiene "parasomnia", un trastorno común del sueño que incluye una serie de episodios peculiares y fascinantes mientras se duerme como: caminar, hablar o comer dormidos, tener pesadillas, parálisis del sueño, conductas agresivas e incluso sexsomnia (tener sexo dormidos).

Cerca de 10% de la población tiene algún tipo de parasomnia y aunque afecta a personas de todas las edades, es más frecuente entre los niños, quizá porque sus cerebros aún no han terminado de madurar.

Las parasomnias son genéticas, lo cual explica por qué mis dos hijos eran sonámbulos de pequeños. Era frecuente encontrarlos recorriendo los pasillos de la casa en la madrugada. Uno incluso salió por la puerta de entrada, profundamente dormido, y se quedó afuera. Pasó media hora tocando la puerta hasta que nos despertó y le abrimos.

El sonambulismo puede ser muy peligroso. A los diez años, nuestro hijo mayor salió por la ventana de la habitación en el primer piso de una cabaña que rentábamos. Cayó de una altura de 4.5 metros en el adoquín. Tuvimos la enorme suerte de que nuestro vecino, Russell, quien de casualidad estaba en su jardín a las 3 a.m., lo escuchó gritar, investigó, lo encontró inconsciente y nos despertó. Le cubrí la cabeza en hielo (hacía poco había hecho un documental que demostraba que el frío reducía el riesgo de lesión cerebral) y la ambulancia lo trasladó al hospital, en donde una tomografía por resonancia magnética reveló que se había fracturado el cráneo. Por fortuna, se recuperó por completo.

Después de ese episodio, nos aseguramos de que todas las ventanas en la planta alta fueran seguras. Por suerte, cuando los niños llegaron a la adolescencia se acabó el sonambulismo.

Preguntas y respuestas

¿Es prudente intentar despertar a una persona mientras camina o come dormida, o en algún otro episodio de parasomnia?
No es buena idea sacudir o gritar a una persona en un episodio de este tipo, puede suscitar una reacción agresiva, molesta e incluso violenta. Lo mejor es susurrar "hora de acostarse" y guiarla con cuidado a su cuarto.

¿A qué hora de la noche sucede?
En cualquier momento, pero lo más común es cuando la persona sale del sueño profundo. Una parte del cerebro sigue dormida profundamente, así que está inconsciente, pero otras áreas están despiertas

como para hablar, caminar e incluso manejar. Conocí a una mujer que acostumbraba a conducir al trabajo en la madrugada y despertaba en el estacionamiento de la oficina sin saber cómo había llegado ahí. Lo resolvió guardando las llaves del carro en la caja fuerte todas las noches. Su mente inconsciente recordaba manejar, pero no la combinación para llegar a ellas.

¿Se puede prevenir la parasomnia?
Si tu hijo o pareja caminan dormidos a la misma hora todas las noches, intenta despertarlos suavemente 30 minutos antes de esa hora. Al hacerlo interrumpes su ciclo del sueño y en algunos casos es suficiente para ponerle fin a la parasomnia. Será necesario hacerlo todos los días por lo menos una semana para romper el ciclo.

Si corren el riesgo de herirse o lastimar a otros, consulta con un médico, tal vez les sugieran terapia cognitiva conductual o algún medicamento.

Resumen

- Los dos causantes del ciclo entre la vigilia y el sueño son la adenosina (un químico que te pone a dormir) y el reloj circadiano.
- El reloj circadiano primario, en la cabeza, sigue un día de 24 horas, más o menos. En algunas personas trabaja rápido (alondras) pero en otros, lento (búhos).
- La luz del sol reinicia el reloj todas las mañanas.
- Cuando los niños llegan a la adolescencia dejan de ser alondras y se convierten en búhos, lo que explica por qué a muchos les gusta desvelarse y despertar tarde. Los motivos son evolutivos.
- Los búhos pueden volverse alondras siguiendo reglas muy sencillas.
- Roncar y la apnea del sueño son responsables de que durmamos mal, son producto de acumular grasa alrededor del cuello y la mejor solución es bajar rápidamente de peso.

Capítulo 3

¿Estás durmiendo suficiente?

Dormir es fundamental para que el cerebro realice su limpieza diaria, guarde los recuerdos en el almacén de largo plazo y fomente la creatividad. Como vimos en el capítulo 1 dormir mal contribuye a la irritabilidad, la obesidad, diabetes tipo 2 y poco deseo sexual.[16]

Lejos de ser "una pérdida de tiempo criminal", como aseguró el inventor Thomas Edison, el sueño suficiente y de calidad es vital para nuestro bienestar mental y físico. ¿Pero cómo saber si estás durmiendo suficiente?

Según la Fundación Nacional del Sueño, estos son los objetivos, de acuerdo a cada etapa de la vida.

Edad	Horas recomendadas de sueño
1-12 meses	14-15 horas
1-3 años	12-14 horas
3-6 años	10-12 horas
7-12 años	10-11 horas
12-18 años	8-9 horas
18-65 años	7-9 horas
65 años o +	7-8 horas

La mayoría de los adolescentes modernos no se acercan a estos objetivos; menos de la mitad de los británicos o estadunidenses, en este rango de edad, duermen lo recomendado. A los jóvenes de Corea del Sur, entusiastas de las computadoras, les va aún peor, el alumno de 17 años promedio duerme apenas 5.7 horas la noche.[17]

Los adultos se acercan más a sus objetivos, aunque una encuesta reciente de Gallup comprobó que, en Estados Unidos, el adulto promedio sólo duerme 6.8 horas cada noche.[18] Es una hora menos que lo que adultos reportaron dormir en 1942.

Encuestas en el Reino Unido arrojan cifras similares, el adulto promedio asegura dormir 6.5 horas por noche. Los australianos duermen mejor, siete horas dieciocho minutos, en promedio.[19] En este contexto "dormir" representa "las horas en la cama". En vista de que incluso quienes duermen bien permanecen despiertos 15% del tiempo que pasan acostados, si pasas siete horas en la cama, lo más seguro es que estés durmiendo menos de seis horas. Otro factor que se debe considerar cuando se trata de cifras "estándar" es que algunas personas necesitan más de ellas y otras menos.

Entonces, ¿cómo saber si estás durmiendo suficiente? Responde un cuestionario, como el Índice de Calidad del Sueño de Pittsburgh, que está en línea, aunque yo prefiero la simplicidad de la Prueba de latencia al inicio del sueño.

Prueba de latencia al inicio del sueño o Prueba de la cuchara

El objetivo de esta prueba es determinar qué tan rápido te quedas dormido en el día, si tienes la oportunidad. La somnolencia diurna es una buena medida del "sueño pendiente", por lo tanto, define si estás durmiendo suficiente y bien en la noche. Si te quedas dormido viendo la tele o en el cine, seguro tienes "sueño pendiente".

Lo maravilloso de esta prueba es que no requiere equipo de laboratorio extravagante, sólo una cuchara y una bandeja de metal. El profesor Nathaniel Kleitman, célebre investigador del sueño de la Universidad de Chicago, desarrolló la versión que voy a describir.

El fin de semana, o cuando sea más cómodo, no te tomes tu café o té matutino. Entre la 1 y las 3 p.m., dirígete a tu cuarto con una cuchara y bandeja de metal. Cierra las cortinas, coloca la bandeja en el piso, cerca de la cama, revisa el reloj (o activa la función de cronómetro en tu teléfono), acuéstate colgando el brazo por el borde de la cama, con la cuchara en la mano. Cierra los ojos y duérmete.

La idea es que si te quedas dormido, soltarás la cuchara, esta caerá en la bandeja produciendo un ruido que te despertará. Entonces revisa el reloj para revisar cuánto tiempo transcurrió.

- Si te quedas dormido a los cinco minutos de cerrar los ojos, quiere decir que estás durmiendo tremendamente mal.
- Si te quedas dormido entre cinco y diez minutos, el problema es "grave".
- Entre 10 y 15 minutos indica un problema poco grave.
- A partir de 15 minutos está bien.

Una alternativa más práctica, pero menos divertida, es acostarte en la tarde; como describí anteriormente, pero poner la alarma en 15 minutos y comprobar si te dormiste antes de que suene.

Le conté a mi amiga Sarah sobre la prueba de la cuchara y decidió intentarlo. Sarah acostumbra a acostarse alrededor de las 12 a.m. y despertar a las 5 a.m. Se queda acostada más o menos una hora, escuchando los sonidos de su cuarto, y después se despierta sin problema.

Como había leído mucho sobre la importancia de dormir por lo menos siete horas al día, se preguntó si estaba haciendo algo mal. Hizo la prueba y la pasó sobradamente. Como le comenté después, debe ser una de esas pocas personas que rinden con menos de cinco horas de sueño sin problemas aparentes.

Su marido también hizo la prueba y se quedó dormido a los 10 minutos.

Prueba de latencia múltiple del sueño

Es una versión más sofisticada de la anterior, y se suele realizar en un laboratorio del sueño.

Cuando llegas al laboratorio te conectan a distintas máquinas (para registrar las ondas cerebrales, movimientos oculares, tonificación muscular, etcétera) y te recuestas en una habitación oscura y silenciosa durante el día. Los científicos miden la velocidad con la que te quedas dormido y la profundidad de tu sueño. Luego de 20 minutos te despiertan. Lo vuelves a hacer dos horas después y repites el proceso cinco veces. La prueba diagnostica si tienes un problema de sueño y de qué clase. ¿Narcolepsia o hipersomnolencia idiopática? ¿Trastorno respiratorio o somnolencia diurna excesiva? Es costosa, pero también la manera más confiable de llegar a la raíz de tus problemas persistentes para dormir.

¿Quiénes duermen peor?

Adolescentes

Los adolescentes necesitan dormir entre ocho y diez horas diarias, pero como hemos visto, en muchos países, entre ellos Estados Unidos y Reino Unido, menos de la mitad está durmiendo lo que requieren sus organismos y cerebros en desarrollo. Por eso soy un tenaz defensor de empezar la jornada escolar más tarde para así adaptarla a sus tendencias de búhos. La falta de sueño limita su capacidad de concentración y aprendizaje, también fomenta conductas agresivas y arriesgadas. Un estudio reveló que es dos veces más probable que los adolescentes que duermen menos de siete horas al día tengan encuentros sexuales de riesgo que quienes duermen más.[20]

Los jóvenes a quienes les falta dormir comen más comida chatarra. Esto causa sobrepeso, ansiedad y depresión, que a su vez provoca que duerman peor. Apoyar con empatía a tu adolescente para mejorar su higiene del sueño (véase el capítulo 4) mejorará la vida familiar por mucho.

Padres con niños pequeños

Como cualquiera que tiene hijos lo sabe, pasas sus primeros meses de vida deambulando como zombi en la madrugada, calentando leche y consolándolos para que dejen de llorar. Si suena mal, espera: según un estudio reciente de la Universidad de Warwick, a los padres les lleva seis años volver a dormir como lo hacían antes de tener hijos.[21]

Para este estudio en particular, los investigadores pidieron a 4,659 futuros padres llevar un registro de qué tan bien dormían y luego los volvieron a buscar seis años después.

En promedio, las madres perdieron una hora de sueño al día los primeros tres meses después de dar a luz, y los padres sólo 15 minutos.

Aunque las cosas mejoraron poco a poco, para cuando sus hijos cumplieron seis años, las madres seguían durmiendo 20 minutos menos que antes de embarazarse, y los padres, 15 minutos. Los dos sexos se mostraron significativamente menos satisfechos con la calidad de su sueño que antes de ser padres.

Los padres primerizos son los más afectados, seguro porque suelen ser más meticulosos. Cuando nació nuestro hijo mayor, los dos brincábamos de la cama cada que se quejaba. Para cuando llegó nuestra menor, la dejábamos que se calmara sola. El mejor consuelo para esta fase de la vida es "ya pasará".

Gente mayor

A medida que envejecemos se agudiza la falta de sueño, más de la mitad de las personas mayores de 65 años aseguran tener problemas para dormir bien. Es un mito que las personas mayores necesitan dormir menos. Necesitan dormir igual, pero no lo consiguen.

Aunque con la jubilación la gente tiene más tiempo libre y, uno imagina, menos responsabilidades, con la edad roncamos más y necesitamos levantarnos más para ir al baño. La gente mayor también toma más medicamentos, que pueden interferir con el sueño y se deteriora la calidad del microbioma (las bacterias del intestino). Como veremos, el microbioma puede ser muy influyente para dormir (véase el capítulo 5).

Mujeres con menopausia

La menopausia y sus consecuencias pueden provocar insomnio severo. Durante ésta se desploman los niveles de estrógeno y progesterona, hormonas cuya disminución causa bochornos, cambios en el estado de ánimo y problemas para dormir. Cerca de 60% de las mujeres que ya la padecieron reportan insomnio ocasional. Después de la menopausia también es más común roncar y desarrollar apnea obstructiva del sueño.[22]

Si eres una mujer que ya pasó por ella, el programa Duerme en un dos por tres es una fórmula efectiva de tratar el insomnio, pero también es útil la Terapia de reposición hormonal. Una prueba experimental controlada y al azar estudió a 400 mujeres con posmenopausia, entre los 50 y los 69 años: se les dio terapia de reposición hormonal o un placebo.[23] La prueba reveló que aquellas que siguieron la terapia reportaron menos insomnio, bochornos, sudoración nocturna, dolor en las articulaciones y resequedad vaginal. La terapia de reposición hormonal (HRT, por sus siglas en inglés) se puede encontrar en distintas presentaciones como píldoras, parches, geles o cremas.

¿Por qué necesitamos dormir tanto?

Conocemos los efectos negativos en el cerebro y el organismo de no dormir suficiente. Pero es un misterio por qué la mayoría necesita por lo menos 6 o 7 horas diarias de descanso.

A los caballos, las jirafas y los elefantes les basta un par de horas al día, mientras nuestros parientes primates duermen mucho más que nosotros. Los orangutanes se acurrucan en una cama en la bifurcación de un árbol y duermen diez horas seguidas, roncando con dulzura como enormes bebés peludos. Por su parte, los babuinos duermen sentados, se balancean en las alturas de las ramas. También duermen unas diez horas diarias, aunque su sueño es más fragmentado.

Para algunos antropólogos los grandes primates inventaron la cama ("una plataforma para dormir", para ser más precisos) hace decenas de millones de años y constituye parte fundamental en nuestra historia evolutiva. Gracias a estas plataformas nuestros ancestros remotos pudieron dormir seguros en los árboles, a diferencia de los babuinos, a salvo de depredadores e insectos que se alimentan de la sangre. También favoreció el sueño profundo y el MOR, lo que parece que estimuló la potencia cerebral.

Si el sueño es tan importante para el desarrollo del cerebro, ¿por qué los seres humanos, que tienen los cerebros más grandes entre todos los primates, duermen menos? Abreviando la respuesta: nadie sabe. Una cosa es segura: la cantidad de sueño que requerimos no tiene que ver con la capacidad intelectual. En casa tenemos un perro y un gato, y pasan media vida durmiendo. Y no los describiría como particularmente inteligentes.

Trabajos que impiden dormir bien

Al momento de elegir una profesión, no muchos tienen en cuenta el sueño. Pero si lo valoras, entonces no contemples ser policía o bombero. Tampoco el sector de transportes, comunicaciones o construcción. Si te decides por una profesión de cuidados, considera que los horarios laborales de paramédicos y trabajadores sociales son atípicos. Estos empleos implican muchas horas por turnos y mantenerse despierto cuando tu cuerpo pide a gritos dormir.

Cuando era residente médico, era común que durmiera mal, pero nunca tuve que trabajar la cantidad de horas que mi esposa Clare. En su rotación, una vez al mes, después de una semana laboral de 60 horas, tenía un turno de fin de semana a partir del viernes en la noche. Trabajaba todo el fin de semana hasta el martes en la noche, y regresaba al día siguiente para cumplir su semana normal.

Como otros médicos que he entrevistado, a veces estaba tan cansada que tenía alucinaciones visuales. "Recuerdo al término de esos maratónicos fines de semana, caminar por un pasillo muy largo de la era victoriana en la madrugada y creer que el pasillo serpenteaba, se contorsionaba. Me costaba caminar erguida, ante los ojos de cualquiera seguro parecía ebria."

Quedarse dormido es un riesgo propio del trabajo si eres residente médico. Como conté en la introducción, Clare se quedó dormida unos segundos mientras asistía en una cirugía, aunque nadie se dio cuenta (seguro estaban igual de cansados).

Philip, un colega, recuerda haber trabajado un fin de semana largo después de una semana muy ajetreada, y responder una llamada en la madrugada para atender a un paciente en urgencias. Se sentó en la cama para hablar con él, lo siguiente que recuerda fue despertar con el sonido de su bíper. Se había quedado dormido, en plena conversación. El paciente le había dejado un recado: "Me di de alta, ya me siento mejor y creo que usted necesita más la cama que yo".

Es difícil demostrar que los médicos y las enfermeras que duermen mal perjudican a los pacientes, aunque no creo que muchos quisiéramos que nos opere un cirujano que ha dormido menos de cuatro horas la noche anterior. A diferencia de los pilotos, no hay medidas para garantizar que el personal médico haya dormido suficiente. Además, la presión recae en los residentes, quienes trabajan con un sueldo bajísimo o mucho más de lo que la ley permite. He escuchado innumerables historias sobre residentes que siguen trabajando jornadas maratónicas, irreales, simplemente porque creen que es indispensable para progresar en su carrera.

¿Cuánto tiempo se puede sobrevivir sin dormir?

En 1983, Allan Rechtschaffen y sus colegas de la Universidad de Chicago publicaron los resultados de un espantoso experimento en el que privaron de sueño a un grupo de ratas.[24]

Metieron a ocho ratas en una jaula con el piso lleno de agua. Se podían mantener secas postrándose sobre un disco de metal. Pero en cuanto mostraban indicios de quedarse dormidas, el disco rotaba, así que tenían que moverse para no caer al agua. A los pocos días, tenían las patas inflamadas, perdían el equilibrio y estaban bajando de peso. A las pocas semanas, todas murieron. Cuando las disecaron no se halló ninguna causa clara de muerte.

Privar del sueño ha sido un método de tortura común, pero hasta donde sé, este estudio no se ha realizado a humanos. Sin embargo, gracias a una desafortunada familia italiana, sabemos muy bien qué sucede a los seres humanos cuando pasan mucho tiempo sin dormir. Y no es nada bueno.

La historia comienza a principios de 1970 en un pequeño poblado al norte de Italia. El médico italiano, Ignazio Roiter examinó a la tía de su esposa Elisabetta. La pobre mujer había dejado de dormir y empezado a tener alucinaciones terribles. Intentaron todo tipo de medicamentos pero nada funcionaba. Transcurrieron meses y ella seguía sin dormir; su cuerpo se consumió y murió. Nadie podía explicar qué le había sucedido, pese al desconcierto y dolor, la familia observó el luto y siguió adelante.

Otra tía de la familia comenzó a desarrollar los mismos síntomas extraños. Cada vez se le dificultaba más dormir hasta que dejó de hacerlo. Tuvo el mismo trágico fin.

El doctor Roiter investigó el árbol genealógico de la familia de su esposa y descubrió que otras personas habían sufrido lo mismo durante generaciones, desde principios del siglo XIX.

Cuando el tío Silvano empezó a mostrar señales de insomnio severo, el doctor Roiter lo puso en contacto con un especialista del sueño, quien tampoco pudo hacer nada para ayudarlo. Tras su muerte, donaron su cerebro a expertos en Estados Unidos, quienes descubrieron que, al igual que tantos otros miembros de su familia, Silvano había muerto de un trastorno que después recibió el nombre de Insomnio familiar fatal (IFF). Es una enfermedad genética en la que el organismo produce una proteína anormal llamada priónica, que paulatinamente ataca y destruye el tálamo, la zona del cerebro responsable de regular el sueño. La buena noticia es que ya existen las pruebas genéticas para detectarlo. La mala, es que es una enfermedad progresiva para la que no hay cura. Si tienes ese gen anormal, no hay manera de evitar que caigas en la dimensión del insomnio perpetuo que conduce a la locura y la muerte.

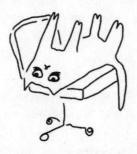

La hazaña

A diferencia de las ratas del doctor y las familias con IFF, hay lunáticos que dejan de dormir voluntariamente mucho, mucho tiempo.

En 1964, Randy Gardner, un alumno de preparatoria de diecisiete años, instauró el récord oficial. Quería ganar el premio de la Gran feria de la ciencia y la ingeniería de San Diego y creyó que así lo lograría.

En una entrevista reciente,[25] declaró que los primeros días se sentía bien, pero que para el tercero estaba de malas y no coordinaba. Para el quinto empezó a alucinar. Pruebas mostraron que le costaba concentrarse y formar recuerdos a corto plazo. Pese a ello, siguió adelante. Luego de once días, ya no podía más. Lo llevaron al hospital, lo conectaron a un equipo de electroencefalografía y lo dejaron dormir.

Durmió catorce horas, buena parte de ellas en la fase MOR. Se quedó en observación un par de días más y después regresó a la escuela. Su experimento le valió el ansiado premio de ciencias.

Entonces no presentó efectos secundarios, pero años después, a la edad de 60, desarrolló insomnio severo, que denomina "la revancha kármica". Actualmente sigue padeciendo este trastorno.

Aunque Randy posee el record *oficial* de 264 horas sin dormir, otros han computado más. En 2017, Tony Wright, jardinero de Cornualles, logró mantenerse despierto 266 horas, mientras lo filmaban en un bar en Penzance. Pasó ese tiempo tomando té, jugando billar y escribiendo un diario. Sus logros no quedaron inscritos en los Record Guinness porque los editores no quieren alentar a la gente a romper su récord.

Hace unos años, cuando filmaba un documental sobre el sueño, conocí a Tony. Entre otras cosas, quería saber cuánto podía permanecer despierto y qué efectos tendría. Le pedí que me acompañara y que me diera consejos y apoyo moral.

Nos realizamos pruebas cognitivas (de la memoria, estado de ánimo, tiempos de reacción, etcétera), y después de dormir muy bien la noche anterior, iniciamos la que considero la hazaña más desafiante de mi vida (y he hecho varias).

Las primeras 24 horas no estuvieron tan mal, aunque las pruebas demostraban que ya empezaba a colapsar. De inmediato disminuyeron mis tiempos de reacción, me había puesto muy irritable y moría de hambre. Cuando hice una prueba de simulación de manejo, no dejaba de chocar.

Tony en cambio estaba como si nada. Pasó la prueba de simulación de manejo, los tiempos de reacción, la fuerza de agarre y equilibrio no mostraron señal de deterioro. Estaba de buen humor, es más, con el transcurso de las horas se le notaba más alegre.

Yo seguía con dificultades, cada vez me sentía peor. Seguí adelante caminando de un lado al otro, cantando y jugando billar. No podíamos consumir bebidas con cafeína ni ningún otro estimulante.

Tuve altibajos. Estábamos en Nueva York (al productor le gustaba la idea de filmar un programa sobre el insomnio en la Ciudad que Nunca Duerme) y recuerdo vívidamente la maravillosa sensación, tras 48 horas despierto, de estar de pie a las orillas del río Brooklyn viendo el amanecer en Manhattan. El sol me tocó una fibra sensible. Me animé y me sentí magníficamente vivo.

Esta explosión de euforia se debía a que, aunque la acumulación de adenosina en el cerebro presionaba a un ritmo constante para que me durmiera, frente al amanecer mi reloj circadiano insistía en que despertara y arrancara mi día. Estos dos sistemas estuvieron en conflicto un par de horas, el reloj circadiano llevaba una pequeña ventaja, pero a media tarde me sentí completamente devastado y el esfuerzo por mantenerme despierto era cada vez mayor. Jugamos béisbol y mis tiempos de reacción eran tan malos, que nunca atrapé la bola. Tony estaba estupendo y bateaba con fuerza, imparable.

Cuando atardeció me invadió un terror tan grande que supe que no podría seguir. Mi presión sanguínea y glucosa estaban por los cielos, tenía migraña y tuve pésimos resultados en todas mis pruebas, sobre todo las que implicaban concentración o memoria.

Tony seguía tan alegre que era molesto, e hizo todo lo posible por animarme, pero alrededor de las 11 p.m. anuncié que no podía seguir. Había empezado a alucinar que las paredes del hotel se derrumbaban. Como pude me acosté y revisé el reloj. Había logrado mantenerme despierto 64 horas y me sentía miserable.

Me dormí al instante. Dormí diez horas y desperté sintiéndome de maravilla.

¿Por qué no aguanté siquiera tres días sin colapsar y Tony había resistido más de once? Para él, era una combinación de su alimentación y entrenamiento. Seguía lo que denominaba "La Dieta de la Edad de Piedra", que consistía principalmente en alimentos crudos, estaba convencido que eso le había ayudado.

Me quedé pensando si, igual que un delfín, podría tener la capacidad de desfasar el descanso en distintas zonas cerebrales de sí mismo, de modo que estaba parcialmente despierto y dormido a la vez.

No es del todo descabellado. Un equipo de Boston descubrió que muchos de los que acuden a un laboratorio del sueño, en su primera noche muestran señales de dormir con mayor profundidad en el lado derecho del cerebro.[26] Para comprobar si el lado izquierdo estaba más alerta que el derecho, los investigadores hicieron ruido. El electroencefalograma demostró que los durmientes habían detectado el sonido, pero sólo en el lado izquierdo del cerebro. El hemisferio derecho seguía dormido profundamente.

Tiene mucho sentido desde una perspectiva evolutiva que cuando estás durmiendo en un entorno nuevo una parte del cerebro se mantenga alerta, en caso de que haya depredadores en las cercanías, y que la otra parte descanse bien. Pero en el caso de los humanos sólo parece ocurrir a muy corto plazo. La segunda noche en el laboratorio los investigadores se percataron de que ambos hemisferios dormían profundo.

Mutantes del sueño

Me parece una explicación más factible que Tony sea uno de aquellos individuos excepcionales sumamente resistentes a las presiones del sueño. Son anómalos, pero existen.

En agosto de 2019, investigadores de la Universidad de California anunciaron que habían encontrado a una familia con una mutación genética que les permitía desempeñarse felizmente durmiendo sólo cuatro horas al día.[27] Esta familia tiene una mutación en el gen ADRB1, que altera la actividad en varias regiones cerebrales que regulan el sueño.

Cuando los investigadores reprodujeron ratas con la misma mutación, estas dormían casi una hora menos que las ratas normales y no parecía afectarles. Pero el hecho de que estas mutaciones sean tan excepcionales entre los seres humanos sugiere que puede tener puntos negativos, de lo contrario, más de nosotros podríamos funcionar durmiendo cuatro horas diarias, como Tony.

Qué más pasa cuando no duermes bien

Ya mencioné los efectos del insomnio en la memoria, el estado de ánimo, el peso y el riesgo de desarrollar demencia. Pero lo que me preocupaba más de que Clare tenía turnos desquiciados cuando era residente era que volvía a casa manejando.

Quedarse dormido al volante

En una encuesta reciente que se realizó a más de mil médicos británicos, 40% reconocieron quedarse dormidos al volante después de un turno nocturno, y más de 25% declaró conocer a un colega que había muerto en un accidente automovilístico después de trabajar durante ese turno.[28]

Tenemos leyes estrictas que prohíben manejar en estado de ebriedad, pero no cansados. En Estados Unidos, cada año los conductores con sueño son responsables de cerca de 100,000 accidentes automovilísticos y más de 1,500 muertes.

La probabilidad de tener un accidente luego de una noche de dormir mal es asombrosa. El Departamento de Transporte de los Estados Unidos realizó una investigación que reveló que era 15 veces más probable que los conductores que habían dormido cuatro horas o menos la noche anterior tuvieran un accidente que quienes habían dormido por lo menos siete.[29]

Al volante, quien padece insomnio severo es igual de peligroso que quien toma por encima de lo permitido.

En este estudio, un poco más de sueño supuso una diferencia abismal. Quienes durmieron cinco horas antes de manejar tenían el doble de probabilidades de chocar que quienes dormían unas buenas seis horas, los cuales tenían 30% de probabilidades de ocasionar un accidente, a diferencia de quienes dormían siete.

Muchos nos hemos quedado dormidos manejando. Por lo menos la mitad de mis encuestados reconocieron haberlo hecho. Viajo mucho y en más de una ocasión, cuando manejo de noche, me ha costado demasiado mantenerme despierto. ¿Qué hacer en este caso?

Lo más recomendable es encontrar un hotel para pasar la noche. Si no es posible, la solución es tomarse una siesta rápida y un café fuerte. En general, me detengo en una gasolinera y me tomo un café cargado. Después pongo mi alarma y me duermo 20 minutos en el carro.

Ésto es lo que la cafeína tarda, aproximadamente, en hacer efecto, así que cuando me despierta la alarma ya estoy animado. No manejo de inmediato, camino un poco para asegurarme de estar completamente despierto.

Estudios muestran que una taza de café negro, seguida de una siesta de veinte minutos, te pone en estado de alerta mejor que sólo tomarte el café o dormir la siesta.

La desventaja es que quizá llegues a tu destino todavía energizado por la cafeína y te cueste dormir, pero es mejor que no llegar.

El cambio de horario

Dos veces al año, millones de personas en 70 países adelantan sus relojes una hora en primavera y los atrasan una hora en otoño. Eso se traduce en unos 40 minutos más o menos de sueño la noche anterior. Los efectos de este experimento natural son impresionantes.

Primero, cambiar los relojes altera el riesgo de sufrir un ataque cardiaco. En un estudio reciente, investigadores estudiaron las cifras de ingresados en hospitales en el estado de Michigan con síntomas de infartos el día después de atrasar o adelantar los relojes.[30] Adelantar los relojes aumentó 24% los ingresos y atrasarlos los redujo 21%.

Segundo, es más probable tener un accidente automovilístico. En 1996, la *Revista de Medicina de Nueva Inglaterra* publicó un estudio que reveló un incremento de 8% en los accidentes los lunes después del cambio de horario.[31]

Con el cambio de horario también puedes acabar preso. Un estudio con el ingenioso título "Los sancionadores con sueño son muy duros", investigadores mostraron que los jueces en Estados Unidos dictaban sentencias más largas el día después del cambio de horario, a diferencia de otros días del año.[32] Y lo que es pertinente para jueces malhumorados también lo es para nosotros. Si no dormimos bien, nos volvemos más severos y sentenciosos.

Resumen

- La cantidad de sueño necesaria varía enormemente según los genes y la edad.
- A algunos adultos les basta dormir menos de cinco horas al día, pero no a la mayoría.
- La manera más confiable de saber si estás durmiendo suficiente es recostarte en una habitación tranquila por la tarde y ver qué tan rápido te quedas dormido. Si te duermes al cabo de diez minutos de cerrar los ojos, te hace falta dormir, y mucho.
- Además de que el cerebro y el organismo sufren a largo plazo por la falta de sueño, uno de los riesgos mayores a los que te enfrentas por dormir mal sólo una noche, es accidentarte en carretera. El juicio y los tiempos de reacción se deterioran sin que te des cuenta.

Capítulo 4

Estrategias comprobadas para estimular el sueño

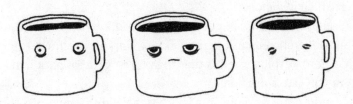

Dormir es fundamental para el bienestar físico y mental, pero ¿qué tan importante es para ti?, ¿qué estás dispuesto a hacer para despertar descansado en la mañana?, ¿qué tanto estás dispuesto a cambiar? Muchos estamos tan habituados a sentirnos cansados que hemos olvidado cómo se siente estar propiamente descansados.

La prueba de la cuchara, o la prueba de latencia al inicio del sueño, que describí en la página 54, es un método eficaz para determinar si estás durmiendo suficiente. He conocido a muchas personas que no creen tener ningún problema y que, sin embargo, la han reprobado.

Aquí un cuestionario que vale la pena probar y no implica acostarse de día. Responde "sí" o "no" a las siguientes ocho preguntas:

1. Cuando te acuestas en la noche, ¿te cuesta trabajo quedarte dormido?
2. ¿Despiertas en la madrugada y después te cuesta volverte a dormir?
3. ¿Despiertas más temprano de lo que te gustaría y te cuesta volverte a dormir?
4. ¿Despiertas agotado?
5. ¿Te sientes cansado y de malas en el día?
6. ¿Te cuesta concentrarte en el día porque te sientes cansado?
7. ¿Tienes antojo voraz de carbohidratos durante el día (galletas, pasteles o algo dulce)?

8. ¿Te quedas dormido viendo la tele, en el cine o en un lugar público?

Si respondiste que sí a tres o más de estas preguntas, es probable que tengas problemas serios para dormir, es decir, insomnio. Y como expliqué en la introducción, cuando desarrollas insomnio, estás atrapado en un ciclo vicioso.

El insomnio cambia la química cerebral, de modo que cuando te acuestas, el cerebro está hiperactivo y te impide dormir. O te quedas dormido pero despiertas en la madrugada, en general para ir al baño, y te cuesta volverte a dormir.

Cuando regresas a la cama ya no tienes tantas ganas de dormirte, la cabeza te da vueltas a mil por hora, tus pensamientos ansiosos cambian de un tema a otro.

Aunque tarde o temprano te duermes, cuando despiertas en la mañana te sientes destrozado. Entonces tomas muchísimo café. Y el problema con el café es que desarrollas tolerancia. Así que tomas más o empiezas a tomar algo más fuerte (como una bebida energética). Esto te ayuda a sobrellevar el día, pero para cuando regresas a casa de la oficina, te sientes exhausto. Pese a tus mejores intenciones, no quieres sacar al perro ni ir al gimnasio, sólo tienes ganas de tirarte en el sillón con una copa de vino.

Después de cenar tarde te quedas dormido viendo la tele. Despiertas, te tomas una última copa de vino y un pedazo de queso antes de irte a tu recámara. Pero mientras subes las escaleras, te das cuenta de que ya no te sientes tan cansado. La siesta en el sillón te quitó las ganas de dormir. Te metes a la cama y pasas media hora en las redes sociales o viendo cualquier noticia.

Tu pareja se queda dormida y empieza a roncar. Apagas la luz, pero lo primero que haces es pensar en todo lo que tienes que hacer al otro día y lo importante que es dormir muy bien. Te empiezas a preocupar y entras en pánico...

¿Te resulta familiar? Si es así, la Terapia de Restricción del Sueño (TRS) podría ser para ti. En el capítulo 6 la explicaré con lujo de detalle como parte de mi programa Duerme en un dos por tres. Los principios son muy sencillos: las primeras semanas *limitas* el tiempo que pasas en la cama para asegurarte de que cuando te acuestes, estés verdaderamente cansado. Esto quiere decir que deberías quedarte dormido rápido, profundamente más tiempo y despertar con menos frecuencia en la madrugada.

La restricción del sueño disuelve significativamente las asociaciones que hace el cerebro entre "cama" y "dormir mal". Estas ideas, conscientes o no, tienen un papel fundamental en evitar que duermas bien. Es como renunciar a un mal hábito.

La restricción del sueño es la parte más radical y desafiante del programa Duerme en un dos por tres. Los otros elementos clave son:

- Comer para crear un "bioma durmiente".
- Mejorar la higiene del sueño, el entorno para dormir (es decir, tu recámara) y los hábitos correspondientes.

Si leíste mi libro *La dieta para el intestino inteligente*, sabes que me fascina el microbioma, los trillones de microbios que viven en el intestino. Desde hace tiempo se sabe que estos microbios son fundamentales para controlar el sistema inmune y el apetito. Ahora bien, hay evidencia nueva que sugiere que también juegan un papel elemental para regular el estrés y cómo dormimos.

Entre las miles de especies que viven en la oscura guarida del intestino grueso hay "buenas" y "malas". Las buenas, "los amigos de toda la vida" han evolucionado con nosotros desde hace miles de años, y se esmeran por mantenernos sanos. Entre otras cosas, producen 95% de la serotonina del organismo. La serotonina, u "hormona de la felicidad", contribuye a sentir bienestar y felicidad. Además de alterar el estado de ánimo, también regulan el apetito, la digestión, el sueño y el deseo sexual.

Por desgracia, el intestino también alberga muchos microbios "malos" que provocan inflamación, contribuyen a padecer ansiedad, depresión, subir de peso... y noches de insomnio.

La buena noticia es que con la alimentación es posible cambiar la mezcla de microbios que viven en el intestino de manera rápida. Te enseñaré cómo en el próximo capítulo.

Pero antes, vamos a probar los métodos comprobados para dormir mejor. Vamos a desglosar un día normal de 24 horas, te mostraré muchas cosas para mejorar la "higiene del sueño"; entre ellas cómo establecer buenos hábitos a la hora de acostarte, cómo definir tu ventana óptima para dormir y cómo el *mindfulness* y los ejercicios de respiración mantienen a raya la ansiedad y los pensamientos negativos, enemigos del buen descanso.

Advertencia: si tienes problemas para dormir leves, estas recomendaciones serán útiles. Pero si tienes insomnio propiamente dicho no serán suficientes. Es probable que para resetear el cerebro y curar el insomnio sea necesario que tomes un curso de Terapia de Restricción del Sueño (véase el capítulo 6).

La buena noticia es que, después de un par de semanas, curarás el insomnio y también descubrirás que comer alimentos buenos para el intestino y practicar los consejos para dormir evitarán que recaigas en sus brazos.

Establece buenos hábitos al acostarte

Lo complicado de dormir es que es algo muy individual. La cantidad, calidad y tipo de sueño necesario varía entre individuos e incluso en el curso de la vida de una misma persona. No es igual para todos.

Dicho esto, todos los expertos con quienes he hablado abogan por la importancia de abordar el sueño como un hábito que puede mejorar con la práctica, y todos concuerdan en que un buen punto de partida es establecer una rutina para despertar y acostarse.

A esta rutina se le conoce como "ventana para dormir". En general, me acuesto a las 11 p.m. y despierto a las 7 a.m. todos los días de la semana. Esa es mi ventana para dormir. Si eres un búho, sin duda te queda mejor acostarte y levantarte más tarde. Pero si tienes hijos o un horario laboral estándar, no es práctico despertar después de las 7 a.m.

Si no tienes hijos pequeños y puedes convencer a tu jefe que te permita iniciar tu día más tarde, hazlo. Intenta explicarle que no lo puedes evitar, que según tu genética eres un búho y con una semana laboral más flexible serás más productivo. Si no funciona, intenta convertirte en alondra (véase página 41).

En el caso de los trabajadores por turnos, será más difícil establecer una ventana para dormir, pero lo abordaré en el capítulo 7. Para el resto de las personas, es factible.

Lo difícil de tener una ventana para dormir es respetarla, en especial los fines de semana. Estarás tentado a quedarte en la cama, sobre todo si te desvelaste. Pero si quieres resolver tu problema en serio, entonces me temo que vas a tener que resistir esa tentación. La idea de que el fin de semana puedes compensar si dormiste mal en la semana es un mito.

Parte del problema de despertar tarde el fin de semana es que alterarás los ritmos circadianos, tan importantes para tener sueño.

Si en general te acuestas a las 11 p.m. entre semana, pero el sábado te desvelas hasta las 2 a.m. y el domingo despiertas tres horas más tarde, modificarás mucho el reloj circadiano. Se trata del *jet lag* social que mencioné en el capítulo 2.

El otro problema es que, si despertaste el domingo a las 10 a.m. y te acuestas a las 11 p.m., lo más probable es que no tengas sueño y no puedas dormir. Llevas despierto tres horas menos que entre semana, así que se ha acumulado menos adenosina en el cerebro que te orille a dormir.

Es obvio que habrá noches que querrás salir, pero lo importante es que cuando decidas a qué hora despertarás en la mañana, lo respetes.

Limpia tu recámara

Una de mis recomendaciones para todo aquel que va a iniciar una dieta es que limpie su alacena antes de comenzar para retirar botanas tentadoras y comida chatarra. Si en la casa hay papas, galletas o chocolate, aunque sé lo malos que son para la cintura y el cerebro, los consumo. Lo mejor para resistir la tentación es no exponerte a ellos.

Lo mismo ocurre con tu recámara. Debes destinarla a dormir y al sexo, nada más. Si tienes televisión en tu recámara o te acuestas con tu teléfono, estarás tentado a usarlos, y pueden ser muy perjudiciales.

Existe un mito generalizado según el cual la luz que proyecta la computadora o el teléfono (azul) es mala porque apaga la producción de la hormona del sueño, la melatonina. La realidad es que los niveles de luz que producen estos aparatos es muy baja como para generar ese daño, el motivo por el cual son perjudiciales es porque alteran el cerebro cuando quieres relajarte. Una hora antes de acostarme pongo mi teléfono en silencio y evito revisarlo.

Si tienes adolescentes conocerás el efecto de las redes sociales. Tuvimos batallas constantes con nuestros hijos adolescentes por las 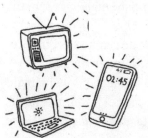 laptops y teléfonos en las recámaras, pero eran batallas que teníamos que ganar. Y lo hicimos (casi por completo). El insomnio es extremadamente malo para los cerebros adolescentes y las redes sociales fueron diseñadas por genios malvados para mantenernos enganchados.

De nuevo, es como la comida. Los chocolates y las papas son irresistibles porque se crearon para ser adictivos. Cuando pruebo un chocolate, me lo tengo que acabar. Menos mal que no me gusta Facebook o Instagram.

8 p.m.: tu rutina para desconectar

Si cuando te acuestas tienes mil cosas en la cabeza y sigues digiriendo el refrigerio que te acabas de comer, se te dificultará quedarte dormido. Una rutina para desconectar comienza varias horas antes de acostarte.

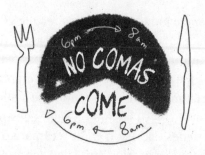

Deja de comer

Lo ideal es que hayas consumido la última comida del día tres horas antes de acostarte. Fue lo que hace poco me recomendó el doctor Satchin Panda, profesor del Instituto Salk, en Estados Unidos, y experto mundial en cronobiología e investigación del reloj circadiano. Es el científico responsable de la alimentación de tiempo restringido (TRE, por sus siglas en inglés), una variedad de ayuno intermitente que practican muchos famosos como Hugh Jackman y Miranda Kerr, así como tecnólogos de Silicon Valley, como Jack Dorsey, líder de Twitter, Geoffrey Woo, CEO de HVMN, empresa de "mejora humana".

La idea de la TRE es que cuando limitas la ventana de consumo bajas de peso, mejoran los niveles de colesterol y azúcar en la sangre, agudeza mental y duermes mejor.

En una de las variedades de la TRE, la 16:8, dejas de comer a las 8 p.m. y vuelves a hacerlo hasta el medio día del día siguiente. Se llama 16:8 porque pasas 16 horas sin comer y consumes todas tus comidas en una ventana de ocho horas.

Para el doctor Panda a la mayoría se le facilita más seguir la 14:10, la cual él mismo sigue. Cena con su familia a eso de las 6 p.m. y vuelve a comer hasta las 8 a.m. del día siguiente.

¿Por qué le parece tan importante dejar de comer varias horas antes de acostarse? Tiene que ver con la temperatura corporal. A medida que se acerca la hora de acostarse, el reloj circadiano provoca la disminución de la temperatura. Y esto ayuda a desencadenar el sueño. El problema de comer tarde es que eleva la temperatura corporal. En cuanto un refrigerio nocturno llega al estómago, el intestino se pone en acción para digerirlo y absorberlo. El incremento en la actividad intestinal se traduce en un aumento en la temperatura corporal, justo cuando quieres que disminuya.

Pero me gusta tomar una bebida láctea o un tazón de cereal antes de dormir

Tomar leche con chocolate o un plato de cereal antes de dormir puede ser rico, pero es mala idea. El páncreas (produce insulina) necesita tiempo de inactividad y en la noche el reloj circadiano le habrá indicado que es hora de descansar. Así que no estará listo para la bomba de azúcar que implica un cereal o chocolate. El golpe de azúcar de estos refrigerios eleva los niveles de azúcar en la sangre y en el transcurso de la noche siguen subiendo, lo cual es perjudicial para el sueño y el organismo. Si el refrigerio tiene grasa, también ésta elevará los niveles de grasa en la sangre más rápido de lo que sucedería en el día y tardarán más en regularizarse.

Hace unos años realicé un experimento: comí exactamente la misma comida rica en grasas y carbohidratos a las 10 a.m. y a las 10 p.m. En la mañana mis niveles de grasa y azúcar en la sangre se elevaron y disminuyeron rápido, pero en la noche, seguían registrando incremento pasada la medianoche.

Otro motivo para evitar un refrigerio nocturno o un vaso de leche es que el estómago libera ácido al ingerir cualquier proteína. Si padeces reflujo, dos horas antes de dormir no comas nada, sólo toma agua.

Uno de los mayores beneficios de la TRE es que da más tiempo de recuperación al revestimiento del intestino, que se lleva una buena paliza durante el día. Es como intentar reparar una calle, imposible durante el día porque hay tránsito, hay que esperar a la noche para cerrarla.

Si no le das tiempo al intestino de regenerarse puedes ser más propenso a desarrollar síndrome del intestino permeable, que se presenta cuando las bacterias que viven en el intestino atraviesan la pared estomacal deteriorada y se cuelan al torrente sanguíneo, lo que ocasiona inflamación y dolor crónico.

¿Y si te da hambre? El doctor Panda me contó que cuando te acostumbras a este régimen, dejas de tener antojos nocturnos. De hecho, luego de unas semanas si te comes un refrigerio nocturno te vas a sentir inflamado.

El alcohol: una bendición a medias

El alcohol tiene lo suyo. Casi toda la bibliografía que he consultado recomienda no tomar de noche porque, aunque causa somnolencia, provoca ronquidos y sueño fragmentado. Aunque puede ser el caso para los bebedores serios, existe evidencia que señala posibles beneficios para los bebedores ocasionales.

Hace unos años, científicos israelíes reunieron a 224 diabéticos abstemios y los pusieron a beber, al azar, una copa mediana (150 ml) de vino tinto, blanco o agua mineral con cada comida durante dos años.[33] Les regalaron el agua y el vino y recolectaron las botellas vacías después de cada comida para asegurarse de que las bebieran.

¿Qué sucedió? A quienes les gusta el vino tinto les alegrará saber que a ese grupo le fue mejor. Se identificaron mejoras sustanciales en sus niveles de colesterol y glucosa, y también reportaron sueño de mejor calidad.

En un estudio más reciente, en esta ocasión en manos de un equipo estadunidense, investigadores descubrieron que al exponer a ratones a pequeñas cantidades de alcohol, el equivalente a una copa de vino en humanos, el sistema glinfático (los canales en el cerebro que se abren cuando duermes profundo) se mostró más eficiente a la hora de limpiar el cerebro y retirar los desperdicios.[34]

Este estudio es particularmente intrigante porque la responsable, la doctora Maiken Nedergaard, fue la primera en revelar la existencia del sistema linfático en 2012. Como señala: "Estudios han demostrado que aunque tomar en exceso y muchos años incrementa el riesgo de padecer deterioro cognitivo, la ingesta leve o moderada disminuye el riesgo de padecer demencia. Este estudio puede explicar por qué".

En lo personal, una copa de vino tinto no altera el sueño, pero un par lo empeora muchísimo. Si padeces insomnio y tomas todas las noches, contempla dejarlo una semana para ver qué pasa.

Hace poco conocí a una mujer en una fiesta, me contó que solía tomarse media botella de vino porque creía que la ayudaba a dormir. Pero cuando dejó de tomar una semana (porque estaba tomando antibiótico), de inmediato se dio cuenta de que se sentía mejor. "Luego de años de despertar en la madrugada me siento de maravilla. Con mucha energía. Sigo tomando en ocasiones especiales, pero dejar de tomar de manera rutinaria me cambió la vida".

9:30 p.m.: encuentra algo que hacer

Atenúa las luces

Para las 9:30 p.m. la glándula pineal está muy activa produciendo melatonina, que orquestará el descanso del cerebro, pues lo preparará para
dormir. En torno a las 9 p.m. los niveles de melatonina comienzan a
aumentar y alcanzan su punto máximo en la madrugada.

La luz muy brillante detiene la producción de melatonina, sobre
todo la luz azul. Por eso los fabricantes de teléfonos móviles ahora producen artículos que reducen la cantidad de luz azul que emiten en la
noche. Pero como ya mencioné, es un engaño. El problema con los
celulares y las tabletas no es tanto la luz, sino que estimulan el cerebro
cuando necesitas que se relaje.

Lo ideal es apagar las luces brillantes en casa y atenuar el resto.
Tim Peake, astronauta británico que vivió seis meses en la Estación
Espacial Internacional me contó que hace poco modificaron la iluminación de la estación para que cambie gradualmente en el curso de "un
día", empezando con luz en espectro azul y a medida que "el día" pro-
gresa, cambia a espectro rojo, para imitar los cambios de luz de la tierra.

Los *hadza*, cazadores recolectores originarios de Tanzania, no
usan luz artificial y en su lengua no existe la palabra "insomnio". Se
reúnen en torno a una fogata en la noche para compartir experiencias
y anécdotas y se acuestan un par de horas después de la puesta del sol.

Un baño tibio

En vez de relajarte con unos tragos, es mejor meterte a la tina con agua
tibia (y unas gotas de aceite esencial como lavanda), leer un libro o escuchar música. Estudios han demostrado que un baño tibio en tina o regadera una hora antes de dormir facilita quedarse dormido.[35]

Pero para que surta efecto debe durar por lo menos 10 minutos y
por lo menos una hora antes de acostarte. ¿Por qué? No sorprende que
un baño caliente aumenta la temperatura, fomenta la circulación de la
piel, las manos y los pies. Al salir del baño, relajado en tu bata, el cuerpo

sigue irradiando calor. En un rato, esto enfría la temperatura corporal. La clave es "en un rato". El ciclo de calor y enfriamiento dura más o menos una hora. Así que no te va a dar sueño si te metes a la regadera unos minutos justo antes de acostarte (lo que yo hago casi diario).

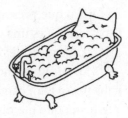

Escucha música

Según la Fundación Nacional del Sueño, estudios han demostrado que los adultos mayores que escuchan música relajante antes de acostarse se quedan dormidos más rápido, duermen más tiempo, despiertan menos en la madrugada y descansan mejor.[36] Al parecer las melodías con un ritmo de entre 60 u 80 acordes por minuto, es decir, música clásica, jazz o folk, inducen el sueño.

10:30 p.m.: inicia la cuenta regresiva

Intenta llevar una libreta de pendientes

Así como llevar un diario con tus hábitos de sueño (que llenas todas las mañanas), es buena idea llevar una libreta de pendientes como parte de tu rutina de relajación. La idea es que anotes las cosas que tienes que hacer el día siguiente. Con un poco de suerte, pasarás menos tiempo en agonía por tus pendientes en la madrugada.

¿Funciona? Sí, y hay evidencia que lo respalda. Se realizó un estudio pequeño entre estudiantes estadunidenses que reveló que quienes dedican cinco minutos a anotar las tareas del día siguiente se quedan dormidos un promedio de nueve minutos antes.[37] Nueve minutos no parece mucho, pero es similar al efecto de tomarse un somnífero para dormir. Llevar un diario también redujo la tendencia de despertar en el transcurso de la noche.

Ya que tienes la libreta, aprovecha para anotar tres cosas buenas que te pasaron ese día. Puede ser cualquier cosa, que un amigo admiró tu ropa o que presenciaste una puesta de sol hermosa. Ser agradecido, y expresarlo, es una manera comprobada de reducir el estrés, una de las primeras causas del insomnio.

En mi juventud era muy religioso y todas las noches me arrodillaba junto a mi cama para rezar. Agradecía a Dios por lo bueno del día y le pedía que me disculpara por las tonterías o faltas que había cometido. Así encontraba la paz antes de acostarme. Ya no soy creyente, pero descubrí que anotar tres cosas positivas antes de dormir tiene el mismo efecto.

Pensar en tres sucesos positivos y, lo más importante, anotarlos, funciona porque te enfocas en pensamientos agradables, así contrarrestas la tendencia natural de preocuparte y darle vueltas a las cosas en la noche, reflexiones nos suelen mantener despiertos.

Contempla tomar melatonina

Tomar somníferos tiene sus peligros, por lo menos a largo plazo (para más información sobre el tema de somníferos y remedios para dormir, consulta las preguntas y respuestas en la página 82). Cuando tengo viajes internacionales tomo algún somnífero como zopiclona. Me ayuda a dormir en el avión y a combatir el *jet lag* cuando aterrizo (véase el capítulo 7). Sólo la tomo en este caso.

La melatonina es diferente. Como expliqué antes, es una hormona que produce la glándula pineal, es una estructura en forma de chícharo en el centro del cerebro. Está conectada con el reloj cerebral, el núcleo supraquiasmático (NSQ). Cuando oscurece, el NSQ instruye a la glándula pineal para que empiece a liberar melatonina. Los altos niveles de melatonina ayudan a coordinar otras partes del cerebro que te invitan a dormir. Estos niveles llegan a su punto más alto a las 3 a.m. y luego disminuyen.

La melatonina sintética se consigue fácilmente y puede ser muy efectiva. ¿Quién debe tomarla y cuándo? A medida que envejecemos nuestros cerebros empiezan a producir menos melatonina, probable explicación del deterioro del sueño. También por eso la melatonina funciona mejor a los mayores de 55.

En el Reino Unido, Australia y buena parte de Europa, se requiere receta médica, pero en Estados Unidos y México se consigue en cualquier farmacia. Cuando viajo a Estados Unidos, acostumbro a comprar algunos frascos o las pido en línea de un sitio confiable. Es legal comprarla, pero no venderla.

En Estados Unidos se recomienda la melatonina de efecto retardado a los adultos mayores que padecen insomnio. Tiene muy pocos efectos secundarios (nunca los he percibido); de hecho, un estudio señaló menos efectos secundarios entre quienes toman melatonina que entre quienes toman placebos.[38]

En 2011 el gobierno australiano elaboró un reporte que concluyó que tomar 2 mg de melatonina, una o dos horas antes de acostarse, era seguro y efectivo para los mayores de 55 años.[39] Afirmaron que era seguro el consumo diario hasta por 13 semanas y que, a diferencia de los somníferos, no existe evidencia de que ocasione insomnio al dejar de tomarla. Pero, no es recomendable tomarla diario durante varios meses. Un estudio en el que se administró melatonina o un placebo a los participantes, diariamente por seis meses, demostró que a los seis meses la diferencia entre ambos grupos no era tanta.[40]

Aunque parece ser segura, el reporte del gobierno australiano no sugirió administrarla a los niños, mujeres embarazadas y a quienes padecen problemas de hígado.

Se supone que hay que tomarla una hora antes de acostarse, pero yo prefiero tomarla a las 3 a.m., cuando despierto y no me puedo volver a dormir. Como la vida media de la melatonina es de 3 a 4.5 horas, debería causarme somnolencia en la mañana, pero no es así.

En mi caso, tomo 2 mg de efecto gradual, pero si no te funciona, prueba con dosis más fuertes (hasta 5 mg). A menos que tenga *jet lag*, no excedo una o dos dosis por semana.

Preguntas y respuestas

¿Por qué no puedo tomar somníferos y ya?
Al hablar de somníferos la mayoría se refiere a las benzodiacepinas, como el temazepam, la zopiclona y demás medicamentos con z. Aunque

pueden ser útiles a corto plazo para tratar la ansiedad aguda o aquella que experimentas tras una pérdida o desempleo, al igual que, todos los medicamentos, tienen posibles efectos secundarios y, con el tiempo, pierden su efectividad.

¿Si empiezo a tomarlos generaré adicción?
Los somníferos modernos son menos adictivos que los barbitúricos de antaño; sin embargo, pueden generar hábito. Por eso, difícilmente un internista repetiría recetas, los reservaría para uso a corto plazo. Si un paciente está experimentando periodos más prolongados de estrés que le alteren el sueño, entonces le podría recetar amitriptilina en dosis bajas, se trata de un medicamento para la ansiedad y la depresión, pero que en dosis bajas puede mejorar el sueño. Después de tomarla, algunas personas se sienten aletargados o "con resaca" por la mañana y puede tener otros síntomas secundarios como sequedad bucal. También puede interactuar (es decir, alterar su efectividad o causar reacciones adversas) con otros medicamentos.

¿Y los medicamentos sin receta médica?
Existe una variedad de suplementos y remedios herbales que quizás ayuden si tu problema es a corto plazo, pero no ofrecen una solución a largo plazo porque no abordan las causas subyacentes del insomnio. Si estás tomando algún medicamento, consulta con tu médico pues muchos interactúan con otros. Hay que tener cuidado si estás embarazada o lactando.

La clorfenamina es un antihistamínico muy popular cuya venta no requiere receta médica y se emplea para tratar alergias, picaduras de insectos y, en ocasiones, insomnio, pues causa somnolencia. Es muy raro que genere respuestas alérgicas pero interactúa con otros medicamentos, sobre todo antidepresivos.

El clorhidrato de difenhidramina es otro antihistamínico que causa somnolencia, se encuentra en productos como Nytol. Al igual que la clorfenamina es efectiva y sus efectos secundarios son similares.

Existen estudios que sugieren que los suplementos de magnesio ayudan a los ancianos a quedarse dormidos más rápido. Para este caso es mejor consumir alimentos que lo contengan en abundancia, como aguacate, verduras de hoja verde, legumbres y nueces, por ejemplo almendras o nueces de la India.

El triptófano se puede consumir en dosis moderadas como suplemento para mejorar el sueño, pero interactúa con otros medicamentos como los antidepresivos. También causa efectos secundarios como sudoración, ansiedad, náusea y vómito.

La valeriana es un suplemento herbal que se utiliza con frecuencia para inducir el sueño. Existen estudios en los que personas toman 300–900 mg de valeriana antes de acostarse y aseguran que mejora la calidad del sueño, pero no he encontrado estudios a largo plazo. De nuevo, cuidado con las interacciones con otros medicamentos.

¿Qué hay de los aceites esenciales?

Los más populares para inducir el sueño son la lavanda, vainilla, rosa y bergamota (una especie de naranja). Agrega unas gotitas a la tina de baño o si prefieres perfumar el ambiente, utiliza un difusor o espray. Para una receta casera añade 4-5 gotas de aceite esencial a media taza de agua en una botella de perfume vacía. O bien, unas gotas en la almohada o las sábanas, no apliques directo a la piel pues son muy concentrados y pueden irritar.

¿Funcionan? Encontré un artículo cuya conclusión es que ayudan con las molestias menores del sueño.[41]

La más estudiada es la lavanda. Por lo menos aromatizarán tu habitación y te concentrarás en la esencia, en vez de darle vueltas a tus preocupaciones.

La larga noche del alma

Vamos a suponer que sigues mi consejo y te acuestas a las 11 p.m., después de una deliciosa rutina de preparación, te quedas dormido rápido, despiertas descansando y seguro de que vas a recomendar el libro.

O no. ¿Qué pasa si estás acostado mirando el techo, escuchando a tu pareja roncar, preocupado por no dormirte y asediado por pensamientos negativos?

Podrías hacer ejercicios de respiración o técnicas cognitivas con-
ductuales para abordar tus pensamientos (consulta la página 85). Por
otra parte, podría ser que cuando te acostaste, no tenías sueño.

La regla general es que si sientes que no te has quedado dormido
dentro de 20 minutos de acostarte y cerrar los ojos, entonces deberías
levantarte y salir de tu cuarto (subrayo "sientes" porque la idea no es
revisar el reloj constantemente, es mejor calcular cuánto tiempo ha
pasado).

El término técnico para este proceso es "control de estímulos" y el
motivo por el cual es necesario levantarte en vez de quedarte acostado
es que debes asociar la cama con el sueño y el sexo, y con nada más.
Si te quedas acostado, despierto, noche tras noche, batallando con tus
demonios mentales, detonará asociaciones adversas en el cerebro y el
cuerpo.

Desde que el fisiólogo ruso Ivan Pavlov demostró por primera vez
que con el sonido de una campana podía hacer salivar a unos perros,
sabemos lo fácil que es crear potentes vínculos inconscientes. No querrás reforzar, de manera consciente o inconsciente, asociaciones entre
"irte a acostar" y "no poder dormir". Si no te quedas dormido a los 20
minutos de haberte acostado, levántate de tu cama cómoda y ve a otra
habitación, siéntate y espera a sentirte somnoliento. No es pretexto para
abrir la laptop, ver un capítulo repetido de *Friends* o revisar Facebook.

Si quieres probar la melatonina, es buen momento para hacerlo.
Tarda unos 30 minutos en hacer efecto.

Lo mejor es dedicar estos momentos a escuchar música relajante,
un podcast aburrido o leer un libro que ya hayas leído. No me cuesta
quedarme dormido, pero sí es habitual despertar en la madrugada.
A veces me quedo dormido y otras no. Tengo una pila de libros en la
planta baja que he leído muchas veces y con los que me entretengo en
lo que me vuelve a dar sueño.

Ejercicios nocturnos de respiración para reducir el estrés y el dolor

El *pranayama* es una técnica de respiración de yoga que se ha practicado desde hace milenios. Esta respiración controlada se suele realizar al mismo tiempo que la meditación o la práctica de esta disciplina. Reduce el estrés pues activa el sistema parasimpático, parte del sistema nervioso autónomo. Activar el sistema parasimpático disminuye el ritmo cardiaco y la presión sanguínea. Cuando me cuesta dormir, lo primero que hago es respirar profundo, o con el estómago. En la vida cotidiana acostumbramos a respirar de forma poco profunda, por lo que al principio se sentirá raro.

Empiezas respirando despacio y hondo por la nariz, para permitir que el aire llene los pulmones. Coloca una mano en el estómago y siente cómo se infla. Aguanta dos segundos y exhala lentamente por la boca. Las primeras veces se sentirá artificial, así que es necesario practicar de día. Te darás cuenta de que al hacerlo disminuye el ritmo cardiaco y te empiezas a sentir relajado.

Hay muchas técnicas de respiración. Mi predilecta es 4-2-4.

- Respire profundo por la nariz y cuenta mentalmente hasta 4.
- Aguanta dos segundos.
- Exhala por la boca y cuenta hasta 4. Intenta hacerlo unos minutos, deberías sentirte muy relajado.

Encontrarás más técnicas de relajación en la página 131.

Abordar tus pensamientos

Muchas personas reportan que los pensamientos descabellados que parecen surgir en la madrugada los mantienen despiertos. Se preocupan por sus hijos, se angustian por los efectos adversos de no dormir en el cerebro. Una manera de abordar estos pensamientos es levantarse y distraerse, no darles vueltas.

También podrías probar la terapia cognitivo conductual. Es un enfoque que te enseña a abordar estos pensamientos. Aunque se generan al interior de tu cerebro, no son reales y los puedes desafiar del mismo modo que discutes con tu padre cuando dice algo particularmente molesto.

Algunos ejemplos que puedes aprender a desafiar incluyen:

"No me estoy quedando dormida y mañana me voy a sentir muy cansada y no voy a rendir igual".

Desafío: "Estoy segura de que me voy a quedar dormida, siempre pasa. Incluso si no me duermo, no pasa nada. Una noche de dormir mal no es el fin del mundo".

"Todas las noches es lo mismo, me quedo aquí acostado preocupándome. ¿Por qué nunca puedo dormir bien?"

Desafío: "No es verdad, no pasa todas las noches. Sí, es molesto, pero ya pasará".

Como los pensamientos negativos de este tipo son parte de un patrón de pensamiento de toda la vida, no es fácil desafiarlos. Por eso, si quieres aprender a hacerlo, lo mejor es consultar con un terapeuta profesional.

¿Son las 3:30 y estás despierto?

Aunque a algunos se les dificulta dormir, para muchos el problema más frecuente es despertar en la madrugada. Sucede que necesitas ir al baño y una vez despierto, es difícil volver a dormirse.

Es común que ocurra después de cuatro o cinco horas de quedarte dormido, pasados tres ciclos del sueño de 90 minutos cada uno, cuando te encuentras en la fase ligera del ciclo del sueño. Para utilizar mi analogía del buceo, es como salir a la superficie a tomar aire y al querer sumergirte de nuevo, no puedes.

¿Qué hacer? Mi consejo es el mismo que cuando no te puedes quedar dormido: respirar, desafiar los pensamientos negativos y si en 20 minutos nada funciona, levantarte de la cama.

Lo más importante es no preocuparse por estar despierto ni por las consecuencias al día siguiente, pues hacerlo empeorará las cosas mucho.

A mí me sirve contemplar que despertar en la madrugada es natural y que era completamente normal antes de que decidiéramos toda la noche dormir, como expliqué en la página 43.

Algunos aprovechan este periodo de vigilia como oportunidad para disfrutar la vida nocturna. Hace poco me contactó una persona a quien le gusta salir a tomar fotos a las 3 a.m., después vuelve a la cama y duerme otro rato. A otros les gusta escribir a las 3 a.m.

Charles Dickens solía pasear por las calles de Londres a esa hora, e incluso escribió un libro al respecto, *Paseos nocturnos*. Gracias a estos paseos (que podían durar hasta cinco horas) observó la pobreza, los vicios y el alcoholismo que retrató en sus novelas. Cuando estaba a punto de amanecer, a Dickens le gustaba ir a la estación de ferrocarril para ver llegar el correo postal a primera hora de la mañana.

"Las lámparas de la estación destellaban. Salían los porteros, los carruajes y las vagonetas vibraban hasta que, por fin, sonaba la campana y entraba el tren con un estruendo, así sabía que el amanecer estaba cerca".

Después volvía a casa a dormir.

Madrugadores extremos

Si es tu caso, contempla despertarte.

Al actor estadunidense Mark Wahlberg le gusta levantarse a las 2:30 a.m. Empieza su día rezando, desayuna y entrena. Lo sé porque acostumbra postearlo en Instagram con el hashtag #4amclub. Su rutina diaria es más o menos así:

2:30 a.m.	Despertar
2:45 a.m.	Rezar y desayunar
3:40 a.m.	Primer entrenamiento del día
1:00 p.m.	Comer
4:00 p.m.	Segundo entrenamiento del día
5:00 p.m.	Regadera
5:30 p.m.	Cenar
7:30 p.m.	Dormir

Tim Cook, director de Apple, la empresa más valiosa del mundo, también es madrugador.[42] Se levanta a las 3:45 a.m., revisa mails durante una hora, va al gimnasio y empieza su jornada laboral completa. Sin importar cuán mala sea mi racha de insomnio, nunca he tenido la tentación de hacer esto.

Hora de levantarse y empezar el día

Asumiendo que no eres adolescente ni una alondra extrema, entonces las 7 a.m. es una hora razonable para despertar. Aunque algunas personas sobresalientes despiertan mucho más temprano, otros como Elon Musk (a las 7 a.m.), Jeff Bezos, fundador de Amazon (entre 7 y 8 a.m.) y Mark Zuckerberg, director de Facebook (a las 8 a.m.) parecen tener patrones de sueño normales.[43]

Entrena

Todos estos altos ejecutivos tienen una cosa en común: entrenar al despertar. Intento emularlos. Cuando me levanto lo primero que hago, casi todas las mañanas, es una serie de ejercicios de resistencia, que incluyen sentadillas y lagartijas (consulta el apéndice en la página 217). Se trata de una rutina de menos de cinco minutos. La debo hacer al despertar, si no es así, más tarde no la hago.

A diferencia del ejercicio aeróbico (correr, nadar, caminar) los ejercicios de resistencia son buenos para desarrollar y conservar la musculatura. Además, mejoran la calidad del sueño. En fechas recientes, la revista *Sleep* publicó un artículo en el que concluye que "el ejercicio de resistencia mejora todos los aspectos del sueño, sobre todo la calidad... Además, mitiga la ansiedad y la depresión".[44]

Lo genial de mi régimen es que no necesito ir al gimnasio y no me cuesta nada. Además de que termino muy rápido.

Permite que entre la luz

Cuando tengo tiempo, saco a pasear al perro durante media hora antes de desayunar. En parte lo hago para hacer ejercicio, pero sobre todo para que me dé la luz de la mañana.

La cantidad de luz que recibes dentro de tu casa, o en el coche de camino al trabajo, es sólo una fracción de la que recibes cuando estás afuera, incluso si está nublado. El punto de salir por la mañana es que la luz reinicia el reloj interno y le avisa al organismo que el día ha comenzado.

Durante los inviernos oscuros y prolongados,* si se te dificulta mucho despertar por la mañana, contempla invertir en una caja de fototerapia. Cualquiera que valga la pena produce 10,000 lux (una medida de intensidad de la luz), similar a los niveles a los que te expones en exteriores durante una mañana soleada de primavera. Los niveles de luz en la casa o la oficina suelen alcanzar unos miserables 25 o 50 lux.

Lo maravilloso de las cajas de luz es que puedes leer o trabajar en la computadora y colocarlas a tu lado.

Cajas de fototerapia y el trastorno afectivo estacional

Conocí las cajas de fototerapia cuando filmaba un documental sobre el trastorno afectivo estacional (TAE) o depresión invernal. Quienes lo padecen se empiezan a sentir particularmente desanimados al comienzo del invierno y reviven en la primavera. Muchos lo experimentamos a cierto grado, pero para cerca de 5% de la población los meses de invierno son incapacitantes en sentido estricto. Los síntomas incluyen desánimo, somnolencia durante el día (pese a dormir mucho) y antojo desmedido de carbohidratos. Para tratar el TAE es necesario usar una caja de fototerapia por lo menos 30 minutos todas las mañanas.

Además, estos aparatos son excelentes para convertir a un búho en alondra, porque reinician el reloj interno. Una

---

* Sobre todo en algunas latitudes cuya duración es mayor. *N. de la T.*

advertencia: determinar cuándo usarla depende de tu problema de sueño. Si eres muy madrugador, si te despiertas mucho más temprano de lo que quieres (común a medida que envejecemos) y te cuesta mantenerte despierto en la noche, entonces no debes usarla en la mañana.

De hecho, recomiendo rehuirle a la luz de la mañana todo lo posible. Lo mejor es la exposición en la tarde, para atrasar la liberación de melatonina.

¿Y el desayuno?

Como todos sabemos, el desayuno es la comida más importante del día. Lo que quizá no sepas es que este lema surgió en 1917 en *Good Health*, una revista que editaba nada menos y nada más que el doctor John Harvey Kellogg, uno de los creadores de los cereales Kellogg's. ¡Sorpresa!

Aunque es un eslogan que se ha repetido hasta el cansancio, no existe consenso científico sobre el valor de desayunar al despertar. El *British Medical Journal* publicó un metaanálisis reciente que estudió la evidencia de 13 estudios sobre el desayuno y concluyó que no es prudente recomendar a los adultos desayunar para bajar de peso pues "podría tener el efecto opuesto".[45]

Una de las ventajas de romper el ayuno más tarde es que extiende el ayuno nocturno, lo que da al organismo más tiempo para hacer las reparaciones esenciales.

¿Está bien dormir una siesta en la tarde?

Las siestas eran un hábito muy mediterráneo. Cuando viajé por Grecia y España en la década de 1970, la gente acostumbraba a regresar a casa en la tarde para una siesta breve después de comer. Ese estilo de vida ha desaparecido casi por completo.

James Maas renombró la siesta *"power nap"* a principios de los años 2000. Se trata de un profesor de psicología de Cornell que terminó siendo un gurú corporativo del sueño. Aseguraba que para recargar el cuerpo y el cerebro sólo necesitabas breve descanso, de 15-20 minutos, por la tarde.

Algo tiene de cierto, pero es clave cuándo duermes y qué tanto. Lo ideal es que duermas una siesta siete horas después de haberte levantado (si despertaste a las 6:30 a.m., entonces a partir de la 1:30 p.m.).

La siesta debe ser suficientemente larga para revitalizarte, pero no tanto como para que duermas profundo. Si eso sucede, corres el riesgo de caer en la inercia del sueño: despertar atontado y más adormilado que antes, y tener dificultad para dormir en la noche.

Puedes dormir la siesta en una silla, pero es más eficiente en la cama de una habitación silenciosa, con un antifaz para bloquear la luz. Hay empresas como Google que tienen cápsulas para dormir. A quienes más les beneficia dormir una siesta es a los empleados por turnos y voy a hablar de esto con más detalle en el capítulo 7. Recuerda poner la alarma para no quedarte dormido toda la tarde.

Por último, la cena...

Aquí cerramos el círculo. Si quieres probar la TRE, es recomendable cenar temprano para terminar a las 8 p.m. a más tardar. En casa lo ponemos en práctica.

También te recomiendo probar las deliciosas recetas que Clare ha creado para fomentar el sueño, están en la segunda parte del libro. En el próximo capítulo voy a explicar por qué algunos alimentos contribuyen a dormir mejor que otros.

Resumen

- Si quieres dormir mejor, primero debes crear una ventana para dormir, es decir, la hora a la que planeas irte a dormir en la noche y despertar en la mañana, y respetarla con toda la disciplina posible, todos los días.
- Mejorar la higiene del sueño con hábitos de sueño sanos, limitar la cafeína y el alcohol, sacar los aparatos electrónicos de la

habitación, y asegurarse de dormir en un espacio fresco, oscuro y silencioso.

- A diferencia de los somníferos, la melatonina parece mejorar la calidad del sueño sin generar adicción. La evidencia en torno a la efectividad del magnesio, la lavanda y otros remedios sin receta médica es limitada.
- Los ejercicios de respiración son excelentes para disminuir el ritmo cardiaco y distraer la marejada de pensamientos nocturnos.
- Si despiertas en la madrugada y se te dificulta volverte a dormir, levántate y no regreses a la cama hasta que te vuelva a dar sueño.
- Invierte en una caja de fototerapia o sal por la mañana a caminar o correr. Media hora de luz todas las mañanas ayudará a reiniciar tu reloj interno.
- Si quieres dormir una siesta, asegúrate hacerlo a más tardar a las 2 p.m. y que no dure más de 20 minutos.

Capítulo 5

Comer para dormir bien

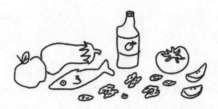

Como mencioné en el capítulo anterior, hace unos años escribí el libro *La dieta para el intestino inteligente*, sobre el efecto que tiene lo que comemos en el microbioma, los trillones de microbios que viven en el intestino. El libro incluía recetas y consejos comprobados para fomentar que proliferen las bacterias buenas y minimizar las malas. La salud del microbioma contribuye a bajar de peso, estimula el sistema inmunológico y mejora el estado de ánimo.

Desde que escribí ese libro se han realizado más investigaciones en torno al efecto de los alimentos en el estado de ánimo, algunos de ellos centrados en las consecuencias de algunos de ellos en el sueño. Por ejemplo:

- Investigadores del Instituto de Nutrición Humana de Nueva York demostraron por primera vez en la historia que una dieta rica en fibra y proteína equivale a más tiempo de sueño profundo. En cambio, cuando alimentaron a los mismos voluntarios con una dieta rica en azúcar y carbohidratos simples su sueño fue más fragmentado.[46]
- El mismo grupo estudió la alimentación y los patrones de sueño de más de 2,200 personas del territorio americano, y reveló que quienes obtuvieron un puntaje M (véase página 96) alto dormían mejor y más tiempo que quienes llevaban una alimentación más estándar.[47]

- En 2017, se publicó un estudio que dirigió la profesora Felice Jacka, directora del Food & Mood Centre (Centro de Alimentación y Estado de ánimo) de Melbourne, Australia, el cual demostró, por primera vez, que si las personas que padecen depresión severa a moderada siguen una alimentación de estilo mediterráneo, presentan mejoras en el estado de ánimo al grado de que muchos dejan de padecer depresión clínica.[48]
- En un estudio más reciente que se publicó en octubre de 2019, investigadores estadunidenses revelaron que los individuos que tienen más microbios en el intestino, en especial *Bacteroidetes phylum*, tienen el sueño más eficiente y despiertan menos en la madrugada que quienes tienen menos.[49]

Más adelante entraré a detalle en estos y más estudios, pero primero vamos a desmitificar algunas ideas comunes sobre los alimentos que fomentan el sueño.

Cuenta la leyenda...

La idea de que algunos alimentos fomentan el sueño no es nueva. Pero quizá te sorprenda saber cuáles realmente funcionan. Y no son a los que se les suele atribuir estas propiedades.

Un mito muy generalizado es que el pavo provoca somnolencia. Según un autodenominado experto en el sueño que encontré en internet: "El pavo tiene un aminoácido de nombre triptófano, que va directo al cerebro en donde se convierte en serotonina, que te ayuda a dormir".

De hecho, el pavo no contiene más triptófano que el pollo o la carne de res, y mucho menos que las nueces, semillas o el queso. Otro problema con esta afirmación es que aunque comer mucho pavo aumentará los niveles de triptófano en la sangre, no tienen efecto alguno en los niveles en el cerebro porque muy poca cantidad cruza la barrera entre la sangre y el cerebro. Por ello, tomar cápsulas de triptófano es una pérdida de tiempo.

Otros dos alimentos aclamados por potenciar el sueño son las cerezas y el kiwi.

En el caso de las cerezas se debe a un par de estudios pequeños que se realizaron a personas de la tercera edad con insomnio, a quienes dieron un vaso grande de jugo de cereza (240 ml) dos veces al día en el curso de dos semanas.[50] Se registraron cambios modestos en la calidad del sueño, pero la noción de que funciona porque "las cerezas contienen melatonina" no tiene sentido. Necesitaríamos tomar 500 litros al día para obtener una dosis significativa.

En lo que se refiere al kiwi, durante un estudio pequeño realizado en Singapur los investigadores pidieron a 24 voluntarios que comieran dos kiwis una hora antes de dormir todas las noches en el transcurso de cuatro semanas. El estudio descubrió que la diferencia fue mínima, pero cuando intenté seguir este régimen mi sueño empeoró.[51] Además el kiwi me dio asco durante mucho tiempo.

Otro mito popular es que comer queso causa pesadillas. Es probable que consumir cualquier alimento con abundantes grasas saturadas antes de dormir interrumpa el sueño, pero no existe evidencia que señale que el queso es peor que cualquier otro o que provoque pesadillas. Esta creencia parece haber surgido de *Canción de Navidad*, de Charles Dickens, en la que el personaje principal, Ebenezer Scrooge, achaca sus alucinaciones a haber cenado queso. Pero cuando en 2005 investigadores de la Universidad de Surrey pidieron a 200 hombres que cenaran distintas variedades de queso en el transcurso de una semana y anotar sus sueños, no encontraron evidencia alguna de que el queso les causara pesadillas, simplemente tuvieron sueños más vívidos.[52]

Entonces, ¿qué alimentos mejoran la calidad del sueño?

Vamos a empezar con mi estilo favorito, la dieta Mediterránea, la dieta tradicional de los países que rodean el mar Mediterráneo. Soy un ferviente admirador desde que descubrí que además de ser deliciosa tiene un sinfín de beneficios para la salud. Estudios han demostrado que seguir esta dieta:[53]

- Reduce alrededor de 30% el riesgo de tener un infarto o derrame cerebral.

- Reduce 50% el riesgo de desarrollar diabetes tipo 2.
- Reduce hasta 70% el riesgo de desarrollar cáncer de mama.

La dieta Mediterránea tradicional implica consumir mucho aceite de oliva, nueces, pescados grasos, frutas, verduras y granos integrales. También yogurt y quesos enteros, en cantidades razonables, así como una o dos copas de vino tinto en cada comida. No hay mucha cabida para los pasteles, galletas o alimentos altamente procesados. Puedes calcular qué tan "mediterránea" es tu dieta actual con este cuestionario sencillo.

¿Cuál es tu puntaje M?

Cada respuesta positiva es un punto. A partir de 10 es buen puntaje.

1. ¿Utilizas aceite de oliva para cocinar y aderezar todos tus platillos?
2. ¿Comes dos o más porciones (400 g) de verduras al día?
3. ¿Comes dos o más porciones de fruta al día (las frutas tropicales y dulces no cuentan)?
4. ¿Comes menos de una porción de carne procesada (-100 g) al día?
5. ¿Comes yogurt entero por lo menos tres veces por semana?
6. ¿Comes tres o más porciones de legumbres (450 g) —frijoles, lentejas, habas— por semana?
7. ¿Comes tres o más porciones de granos integrales (450 g) a la semana?
8. ¿Comes pescado graso, camarones o mariscos tres veces a la semana o más?
9. ¿Comes postres como pasteles o galletas menos de tres veces a la semana?
10. ¿Comes una porción de nueces (30 g) tres o más veces a la semana?
11. ¿Cocinas con ajo, cebolla y jitomate por lo menos tres veces a la semana?
12. ¿Tomas siete copas de vino tinto a la semana?

13. ¿Te sientas a la mesa a comer por lo menos dos veces al día?
14. ¿Tomas bebidas dulces o con gas menos de una vez a la semana?

Notas:
- Las papas no cuentan como verdura.
- Las frutas tropicales dulces incluyen melón, uvas, piña y plátano.
- La carne procesada incluye jamón, tocino, salchichas y salami.
- Las nueces incluyen nueces de Castilla, almendras, nueces de la India y cacahuates, todos sin sal.
- Los granos integrales incluyen quinoa, centeno, bulgur.
- Tomar mucho más de siete unidades de alcohol a la semana puede ser perjudicial.

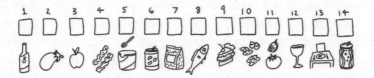

La dieta y el sueño mediterráneos

Aunque la mayoría de la investigación sobre la dieta mediterránea se ha centrado en cómo reduce las enfermedades cardiovasculares, el cáncer, las demencias y diabetes, en los últimos años revistas prestigiosas han publicado estudios grandes que se centran en los efectos que tiene en el sueño.

Por ejemplo, en mayo de 2019, en Italia un estudio analizó la relación entre la dieta de los adultos y sus hábitos de sueño.[54] En el caso del estudio MEAL (Alimentación saludable, envejecimiento y estilos de vida del Mediterráneo, por sus siglas en inglés),[55] se reunió la información de 1,314 hombres y mujeres habitantes de Catania, una de las ciudades más grandes de la isla de Sicilia.

Los investigadores examinaron los registros detallados de lo que comían los participantes y utilizaron los resultados de estos cuestionarios completos para dividirlos en cuatro grupos, a partir de su puntaje M, de bajo a alto según el cumplimiento de la dieta mediterránea.

Los participantes también respondieron el índice de calidad de sueño de Pittsburgh, una versión más detallada del cuestionario que mencioné en la página 54.

Cuando los investigadores compararon qué comieron y cómo durmieron, descubrieron que era doblemente probable que quienes obtuvieron un puntaje M más alto disfrutaran sueño de calidad, a diferencia de los más bajos. Durmieron más, pero también mostraron mayor eficiencia del sueño y era muy improbable que pasaran una noche convulsa.

Lo interesante es que fue el caso sólo para quienes tenían un peso saludable o un sobrepeso ligero. Los hombres y las mujeres con obesidad (cuyo IMC superaba los 30) no gozaron de buen sueño pese a llevar una dieta saludable.

Otro estudio amplio replicó estos descubrimientos, examinó la relación entre la alimentación y el sueño en más de 2,000 hombres y mujeres de mediana edad en Estados Unidos.[56] De nuevo se identificó una relación rotunda entre el puntaje M de los participantes y la calidad del sueño.

El problema con los estudios observacionales como los que acabo de describir es que no se puede estar del todo seguro a qué grado una alimentación saludable fomente la calidad del sueño y viceversa. Como ya señalé, cuando a las personas les falta dormir, tienden a comer más comida chatarra.

Por eso me alegró encontrarme con un estudio de intervención que condujo la Universidad de Cornell, en Nueva York,[57] en el que se manipuló la alimentación de los sujetos de estudio para evaluar las consecuencias en el sueño.

Para este estudio, pidieron a 26 adultos —13 hombres y 13 mujeres— pasar cinco noches en el laboratorio del sueño, conectados a máquinas para monitorear el sueño a detalle. En este lapso, los participantes se alimentaron con alimentos en distintas cantidades de grasa, proteína, carbohidratos, fibra y azúcar.

Resulta que cuando comían alimentos con más grasas saturadas, carbohidratos y azúcar, su sueño era ligero e interrumpido. Pero cuando sus comidas eran con abundantes proteínas y fibra, se quedaban dormidos muy rápido y el sueño profundo les duraba más.

Hay varias razones para seguir la dieta mediterránea:

1. Alimentos como el aceite de oliva, el pescado graso, las legumbres y las verduras tienen compuestos antiinflamatorios, como el ácido oleico, ácidos grasos omega-3 y polifenoles. Sabemos que la inflamación provoca artritis y otras enfermedades dolorosas que interrumpen el sueño. También sabemos que la neuroinflamación (la inflamación del cerebro), que se vuelve más común a medida que envejecemos, contribuye a dormir mal y a padecer demencia.

2. Seguir una dieta mediterránea promueve la proliferación de las bacterias "buenas" del intestino, y éstas producen potentes agentes antiinflamatorios, así como químicos "de la felicidad" que reducen la ansiedad. Debido a que uno de los motivos principales por los que las personas se mantienen en vela es porque se quedan inquietas pensando. Es probable que cualquier cosa que mejore el estado de ánimo fomente el sueño.

El efecto de la dieta mediterránea en el estado de ánimo

Soy entusiasta de la profesora Felice Jacka, dinámica directora del Centro de Alimentación y Estado de Ánimo de la Universidad de Deakin, en Melbourne, Australia, y los estudios pioneros que ella y sus colegas están conduciendo para demostrar que lo que comemos repercute en el cerebro, estado de ánimo y salud mental.

Descubrí su trabajo en 2017, cuando publicó los resultados de la prueba SMILES.[58] Primer estudio de intervención que buscaba demostrar si una dieta más saludable podía mitigar la depresión. Fue de verdad revolucionario y por lo mismo fue difícil que arrancara.

En retrospectiva es asombroso que la comunidad científica tardara tanto en realizar un experimento de este tipo. En principio, Felice quería reclutar a 180 personas con depresión moderada a severa para la prueba, pero después de tres años con muchas dificultades, ella y su equipo sólo consiguieron reclutar a 67.

El problema de reunir a una cifra modesta de participantes en un estudio es que es mucho más difícil demostrar que tu intervención ha supuesto una diferencia. Felice se dio cuenta de que el efecto de la alimentación tendría que ser muy drástico para que cualquier resultado se considerara "importante".

Cuando reunieron a 67 participantes, su equipo refirió a 33 de ellos al azar a un nutriólogo que les ayudó a seguir una "dieta ModiMed" y los otros 34 recibieron "apoyo social".

A quienes siguieron la dieta ModiMed se les animó a comer más granos integrales, verduras, fruta, legumbres y nueces sin sal, así como huevos y lácteos. También les sugirieron comer tres cucharadas de aceite de oliva al día, pollo y pescado (por lo menos dos veces a la semana). Lo anterior porque Felice y otros científicos realizaron una investigación que mostró la relación entre consumir carne roja y el estado de ánimo, quizá por el contenido del hierro y la vitamina B12.[59]

A los participantes también se les pidió comer menos alimentos nocivos como dulces, cereales refinados, frituras, comida rápida, carne procesada y bebidas azucaradas.

Después de toda esa preparación —las dificultades para reunir a voluntarios y la meticulosa preparación de la dieta— Felice me contó que le preocupaba no encontrar nada, por lo que se emocionó cuando obtuvo resultados más claros de los que había imaginado en un principio.

El estado de ánimo de casi un tercio de las personas a quienes pusieron bajo la dieta ModiMed mejoró a tal grado que dejaron de tener la clasificación de deprimidas. Cuatro veces mejor que quienes recibieron apoyo social.

También se registraron mejoras significativas en los puntajes de ansiedad del grupo ModiMed. Que el grupo que modificó sustancialmente su alimentación también haya notado las mejoras sugirió enfáticamente que el cambio de dieta fue un factor determinante.

Uno de los participantes que ya había intentado terapias y medicamentos sin éxito, dijo al profesor: "Para mí el programa fue el último recurso. Estaré por siempre agradecido".

Otro hombre que había padecido episodios de depresión severa escribió para decir que gracias al estudio había notado mejoras en su salud mental y en su sueño.

Todo esto es impresionante y conmovedor, sobre todo cuando sabes lo difícil que es tratar la depresión con terapias convencionales.

Lo alentador es que otros ensayos de intervención más numerosos, como el estudio HELFIMED, han encontrado descubrimientos similares.[60]

Quizás estés pensando: "Está bien si tienes dinero, pero comer sano es mucho más costoso y por lo tanto no es una alternativa si tengo un presupuesto limitado", de hecho, comer sano puede ser más económico que comer mal. Los investigadores del estudio SMILES realizaron un análisis detallado y descubrieron que el costo por persona de la dieta que recomendaron equivalía a 87 dólares semanales. 20 menos que los 107 dólares por semana que los participantes gastaban en promedio antes del experimento.

La clave para comer la dieta ModiMed con presupuesto limitado es optar por alimentos enlatados y congelados, que son igual de nutritivos, así como frutas y verduras de temporada. Legumbres ricas en fibra como lentejas, frijoles y garbanzos son baratos y saludables.

¿Por qué mejorar la alimentación tuvo este efecto en el estado de ánimo? Felice cree que la dieta reduce la inflamación y estrés oxidativo (la dieta contiene muchos antioxidantes que ayudan a deshacerse de los radicales libres que dañan las células cerebrales).

Pero también podría ser el efecto de la dieta en el microbioma que el equipo de la profesora Jacka está estudiando. Para más información recomiendo su libro *Brain Changer*.

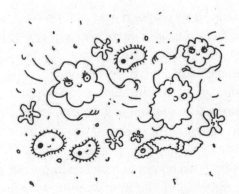

El microbioma, el estrés y el sueño

En nuestro intestino viven entre uno y dos kilos de microbios, lo que pesa una bolsa grande de azúcar. A los trillones de microbios que lo habitan se les conoce como microbioma, y hay la misma cantidad en el intestino que células en el organismo. Esto quiere decir que eres 50% humano y 50% microbioma. El radio de humano-microbio tiene un equilibrio tan perfecto que un científico calculó hace poco que cada vez que defecas (las heces están compuestas de 75% de bacterias muertas) te vuelves un poco más humano.[61]

El microbioma del intestino consiste sobre todo en bacterias, pero también hay hongos, virus y organismos primitivos llamados protozoarios. De hecho, la mayoría albergamos por lo menos 1,000 especies distintas de microbios en él, que pelean, se reproducen y compiten. En conjunto conforman un ecosistema maravilloso por su complejidad al que me gusta imaginar como mi jardín intestinal o selva interior.

En general, tenemos una buena relación con el microbioma, lo cual no debe sorprendernos puesto que hemos evolucionado juntos en el transcurso de millones de años. Le damos un hogar y éste nos mantiene saludables. Antiguamente se creía que su labor era muy sencilla: proteger el intestino de invasores extraños; sintetizar vitaminas como la k, que el organismo no produce; y producir olores desagradables mientras devora la fibra que nuestro cuerpo no puede digerir. Los gases que produce el intestino, son el resultado de su constante actividad.

Pero ahora sabemos que el microbioma también:

- Influye en el peso corporal pues determina el apetito y los antojos, decidiendo cuánta energía extrae el organismo de los alimentos que consumimos. ¿Acaso el microbioma puede ser responsable de tu sobrepeso? Sin duda.
- Le enseña al sistema inmune a comportarse. Si no tienes los microbios adecuados en el intestino, tienes mayor riesgo de padecer una serie de alergias y enfermedades autoinmunes, como asma y esclerosis múltiple.
- Por último, pero no por ello menos importante, influye mucho en nuestro estado de ánimo y sueño, a tal grado que existe una

disciplina que estudia cómo las criaturas del intestino afectan el cerebro denominada "psicobiótica".

¿Cómo es que microbios microscópicos en el colon y un extremo del intestino hacen todo esto? Tal vez no tengan dientes ni garras, tampoco brazos ni piernas, pero son químicos brillantes. Algunos toman los pedazos de comida que el organismo no puede digerir (como la fibra) y los convierten en hormonas, como dopamina, serotonina y GABA (neurotransmisor que se comporta de manera muy similar al ansiolítico Valium) que influyen en nuestro estado de ánimo.

Otras pueden convertir la fibra en un químico llamado ácido butírico, extraordinario para desinflamar. La inflamación crónica es responsable de una larga lista de enfermedades, entre ellas el cáncer y las afecciones cardiacas. Además de desinflamar, el ácido butírico contribuye al mantenimiento del revestimiento del intestino, una barrera que impide que las bacterias y otras toxinas se filtren a la sangre. Las recetas de este libro tienen ingredientes que se ha demostrado fomentan los niveles de ácido butírico.

Así que uno de los secretos para vivir mucho tiempo y sanamente es tener una serie muy diversa de microbios beneficiosos en el intestino. Como una selva, lo deseable es que el microbioma esté compuesto por una población diversa y próspera de criaturas distintas.

Arriba la diversidad

Cuanta mayor diversidad en el intestino, más capaz y resistente es la comunidad de microbios que lo habitan, prolifera la competencia, para que ninguna especie domine sobre otra. La diversidad también implica albergar muchos tipos con distintos talentos químicos. Los microbios bombero apagan la inflamación, los constructores reparan la pared intestinal y los farmomicrobios producen medicamentos que nos ayudan a dormir mejor.

A la inversa, sabemos que tener un microbioma menos diverso se asocia con una serie de enfermedades crónicas como obesidad, inflamación, diabetes tipo 2, cáncer colorrectal y alergias.

Por desgracia, a medida que envejecemos el microbioma va perdiendo su diversidad. En parte se debe a que con la edad los alimentos que consumimos dejan de ser tan variados, optamos por los más "convenientes", sumamente procesados. Uno de los problemas de los alimentos altamente procesados es que con frecuencia contienen emulsificadores, que se añaden para extender la vida en el anaquel. Y a los microbios no les gustan.

Para cuando la mayoría llegamos a los sesenta años, microbios saludables como los lactobacilos y el *Bifidobacterium* empiezan a perder terreno frente a bacterias oportunistas inflamatorias. Se les llama así porque pueden causar infecciones a la mínima oportunidad. Las personas mayores suelen tomar más medicamentos lo que causa desastres en el microbioma y se ejercitan menos, lo que también reduce la diversidad del microbioma.

Existe evidencia que señala que quienes logran mantener su jardín intestinal en buena forma con la edad desarrollan menos enfermedades crónicas y duermen mejor.

Si te interesa conocer la diversidad de tu jardín intestinal, qué especies alberga, puedes examinar tus heces. Existe una serie de empresas, entre ellas British Gut y American Gut, que secuencian el microbioma y te entregan un reporte de los resultados por menos de 150 dólares.

El proceso es sencillo. Pagas en su página web y te envían una probeta de plástico, una espátula e instrucciones para recolectar una muestra fecal. Insertas las heces en la probeta, la agitas bien, la mandas por correo y esperas los resultados. Ten paciencia, pues pueden tardar hasta dos meses.

Hace tiempo pasé por este proceso y los resultados fueron muy interesantes. Entre otras cosas, obtuve mi índice Simpson (medida de la diversidad del microbioma): 7.99. Así soy parte del 30% de "los microbiomas más diversos" entre quienes examinaron sus heces. Bien, pero siempre hay oportunidad para mejorar.

¿Cuál es la relación entre la diversidad microbiana y el sueño?

En un estudio de la Universidad Nova Southeastern, en Florida, publicado en octubre de 2019,[62] se pidió a un grupo de hombres que se pusieran monitores de actividad y analizar sus patrones de sueño en el transcurso de un mes. Además se recolectaron muestras fecales para examinarlas.

Una de las cosas que surgieron de esta investigación fue evidencia rotunda de que los hombres con microbiomas más diversos registraron una mejor calidad en su dormir, como tiempo total de sueño, mayor eficiencia y despertar un menor número de veces en la madrugada.

Además de confirmar la importancia de la diversidad, en los hombres que dormían bien se identificó la proliferación de ciertas especies en el intestino. Entre ellas, los bacteroidetes, que producen GABA, neurotransmisor que fomenta el sueño, y *Corynebacterium*, que produce otro neurotransmisor, serotonina, que también se ha demostrado promueve el sueño.

Otro hallazgo interesante fue que los hombres con mayor diversidad de microbioma también registraron niveles más altos de interleucina-6 en la sangre, una citoquina que juega un papel fundamental para regular el sistema inmune y beneficia el sueño y la memoria.

En un experimento alemán que se condujo en 2009,[63] se pidió a un grupo de hombres jóvenes y sanos pasar dos noches en un laboratorio del sueño. Antes de acostarse se les dio a leer un cuento. Después les rociaron un fluido con interleucina-6 o bien un placebo inocuo en las fosas nasales. Por la mañana, se les solicitó que anotaran todas las palabras que recordaran de la historia que habían leído la noche anterior. Inhalar el interleucina-6 había supuesto una clara diferencia, porque no sólo durmieron más horas de sueño profundo a diferencia de la noche que inhalaron el placebo, también recordaron más palabras.

Esta investigación sugiere que estimular las bacterias buenas en el microbioma es beneficioso para el organismo y el cerebro, además de tener un efecto importante en la calidad del sueño. Todos ganan. ¿Cómo hacerlo? Podrías empezar comiendo más prebióticos y probióticos.

Prebióticos

Un prebiótico es una fibra vegetal no digerible que funciona como fertilizante para alentar el crecimiento de bacterias "buenas" en el intestino. A pesar de que muchas verduras son ricas en prebióticos, no todas se consideran tal porque muchas no contienen la clase que fomenta el microbioma. Estos son los mejores prebióticos.

Frijoles y lentejas

Los frijoles y las lentejas son parte fundamental de la tradicional dieta mediterránea. Además de ser una fuente maravillosa de fibra prebiótica, contienen abundantes vitaminas B, que se ha demostrado fomentan el sueño, y proteína, por lo que son un excelente sustituto de la carne. Se pueden incorporar a sopas y guisos, con o sin carne, y son deliciosos en curries. El humus es un dip muy nutritivo que puedes comprar o hacer a partir de garbanzos, y acompañarlo con verdura cruda. Los frijoles y las lentejas son mis favoritos para estimular el sueño. Para ideas de cómo prepararlos, revisa la sección de recetas en la página 151.

Cebollas, poros y ajo

Estos tres miembros de la familia *allium* contienen abundantes antioxidantes y otros nutrientes, son una excelente fuente de inulina, otro prebiótico. Me encanta esta familia de plantas y las uso para cocinar. En nuestras recetas abundan. Los españoles hacen una rica base de jitomate denominada sofrito, que consiste en ajo, cebolla, paprika y jitomate sofrito en aceite de oliva. Es delicioso con pollo, pescado o camarones.

Endibias

Estas verduras se suelen consumir en ensaladas y también contienen prebióticos. Las raíces en especial son fuente de inulina, consiste en casi la mitad de su fibra (véase una receta en la página 167). La raíz de endibia también se comercializa como sustituto de café descafeinado.

Alcachofas de Jerusalén

Más de 70% de la fibra de las alcachofas de Jerusalén provienen de la insulina, por lo que es una de las fuentes más ricas de este prebiótico. Contiene carbohidratos no digeribles que causan flatulencias. Si no comes verduras con frecuencia o padeces síndrome del intestino irritable es mejor evitarlas. Si no es tu caso, prueba nuestras recetas de sopa de alcachofa de Jerusalén (en la página 161) y guiso de res y alcachofas de Jerusalén (página 188).

Granos integrales

Los granos integrales son esenciales en la dieta mediterránea tradicional. Los detractores de los carbohidratos les podrán rehuir, pero estos granos son el tipo de fibra que las bacterias buenas adoran. El problema con los que solemos comer, como el trigo y el arroz, es que para cuando llegan a nuestras manos, se les ha despojado de buena parte de su fibra y otros nutrientes. Cambia el arroz blanco por integral e intenta agregar otros granos integrales para animar el microbioma.

Avena

La forma más popular de consumirla es caliente. Aunque me encanta (a la nuestra le ponemos salvado y nueces de Castilla), te invito a evitar la avena instantánea y altamente procesada. Puedes preparar la tuya en la estufa o en el microondas en cuestión de minutos. O bien, prueba algunas de nuestras recetas en las páginas 154-155.

Cebada

La cebada es un grano muy antiguo y sabroso con sabor a nuez. Es delicioso en sopas y guisos. Se le considera prebiótico porque, al igual que la avena, contiene muchos beta-glucanos, fibra soluble que fomenta el microbioma y mejora los niveles de colesterol. Adhiere el colesterol en el intestino, y así evita que se absorba.

Linaza

Otro prebiótico saludable, esta semilla tiene un sabor a nuez muy sutil. La puedes espolvorear en la avena o tostarla para darle un rico toque crocante a tus ensaladas. Tiene mucha fibra indisoluble, por lo que además de alimentar al microbioma es un laxante natural.

Fruta

Las manzanas y las peras contienen fibra buena para el microbioma, sobre todo si te comes la cáscara. Una manzana mediana con cáscara tiene 4 gramos de fibra y una pera mediana, 5 gramos. Me encantan las manzanas hervidas, con yogurt o picadas y horneadas con un poco de canela. No las pelamos, ni siquiera si hacemos una tarta.

Sorprende que las fresas, zarzamoras y frambuesas también contengan mucha fibra y poca azúcar. Son una fuente excelente de vitamina C y contienen cantidades decentes de ácido fólico (vitamina B9).

Algas marinas

Son resbalosas, pegajosas y con un aroma peculiar a mar, por eso son un gusto adquirido. Las algas más conocidas son las *nori* que se emplean para preparar sushi y *kelp*, un sustituto sin gluten de los tallarines. Las algas marinas son prebióticos excelentes, con alto contenido de vitaminas y minerales, así como fibra y, posiblemente, la mejor fuente de ácidos grasos omega-3. Sólo que tienen un sabor muy potente.

Cacao

Soy adicto al chocolate y no tengo remedio, si me descuido me puedo comer una barra tras otra. Aunque el chocolate con leche no tiene beneficio alguno por su alto contenido de grasa y azúcar, el cacao es muy saludable. El polvo de cacao sin azúcar contiene más de 30% de fibra y es una fuente extraordinaria de flavonoides y polifenoles, ambos buenos para la bacteria intestinal.

Cápsulas de prebióticos

En general soy escéptico frente a los beneficios de tomar cápsulas de vitaminas, aceite de pescado o suplementos de cualquier tipo. Pero hace algunos años mientras realizaba un documental sobre el sueño probé un producto de nombre Bimuno. Se trata de un suplemento de fibra que tiene el prebiótico galactooligosacárido (GOS). Existe evidencia que demuestra que su consumo regular incrementa las poblaciones de microbios buenos en el intestino, como *Bifidobacterium*. En general se consume para tratar problemas intestinales, pero con la asesoría del profesor Phil Burnet, neurocientífico de la Universidad de Oxford, quien se especializa en las secuelas de las bacterias intestinales y prebióticos en la función cerebral, decidí comprobar si tendría efectos en el sueño.

Phil me proporcionó un monitor del sueño que llevé puesto una semana (para establecer mi punto de partida). Después consumí polvo de Bimuno un par de semanas (viene en sobres que se mezclan con té o leche). Y dejé de tomarlo. Al concluir mi pequeño experimento regresé el sensor a Phil y nos reunimos un par de días después para debatir mis resultados.

Pese a mi escepticismo, consumir el polvo sí supuso una diferencia. Me di cuenta de que, al cabo de unos días de tomarlo, empecé a dormir mejor, y días después de suspenderlo, volvió la inquietud habitual. El monitor también lo registró.

Como explicó Phil: "Si observamos los días anteriores a que tomaras el suplemento, de las horas que pasabas en cama 79% dormías y

21%, estabas despierto". En otras palabras, mi eficiencia del sueño era de 79%, pésima.

"Sin embargo, tras cinco días de tomar el suplemento, tu eficiencia del sueño aumentó a 92%, un giro impresionante. Me desconcierta que esta noche —señaló la gráfica— tu eficiencia del sueño se desplomó de repente, ¿recuerdas qué hacías?"

"Salí a tomar algo. Entonces me pregunté si te darías cuenta", respondí.

¿Acaso beber un polvo blanco es la única manera de tomar cantidades considerables de GOS? Phil sugirió que podría obtener los mismos resultados si comía lentejas, garbanzos, alubias, habas y nueces de la India, pero como el polvo tiene dosis más altas, el efecto tras consumirlo mediante estos alimentos puede ser más tardado.

Cuando se estrenó el documental en el Reino Unido la gente salió corriendo a comprar productos Bimuno. De hecho, todavía me detienen en la calle para contarme que vieron el programa, empezaron a tomar Bimuno, y que transformó cómo dormían. Sin embargo, a otros les causó gases, y sin duda puede causar inflamación a la gente que padece síndrome del colon irritable.

Probióticos

Igual de importante que alimentar el microbioma con prebióticos es tener el equilibrio adecuado de microbios beneficiosos para el intestino en primer lugar. Aquí entran los probióticos. Se trata de bacterias vivas o levaduras que entran al intestino con la esperanza de echar raíces y enriquecer el microbioma. Existen muchas cápsulas y suplementos en el mercado, pero como ya lo he dicho, prefiero recargar mis "bacterias buenas" mediante la comida.

Yogurt

Es parte esencial de la dieta mediterránea y buena fuente del probiótico *Lactobacillus*. Tomo yogurt griego entero y natural. Agrego frutas para endulzarlo o le espolvoreo canela, semillas de linaza o nueces.

Queso

Igual que la leche y el yogurt me gusta el queso entero y puro. Aunque no creo que comer queso provoque pesadillas, no recomiendo comerlo antes de acostarse. No todos los quesos contienen bacterias vivas, y los quesos procesados de plano no las contienen. El gouda, mozzarella, cheddar, cottage, quesos azules como el roquefort tienen alto contenido de bacterias "buenas".

Alimentos fermentados

Se puede fermentar casi cualquier cosa, desde verduras a pescados, pero si no estás familiarizado con este tipo de alimentos, empieza con los más elementales, como *sauerkraut* o *kimchi*. Caseros son deliciosos. En el libro *La dieta para el intestino inteligente*, incluyo recetas de Clare, y en la sección de recetas en este libro hay algunas nuevas.

Aunque tener un microbioma más diverso parece contribuir a dormir mejor, no se han realizado muchas investigaciones que demuestren el efecto de los probióticos. Un estudio japonés descubrió que es más probable que las mujeres que consumen alimentos fermentados en el embarazo tengan bebés que duerman bien el primer año de vida (el bebé hereda el microbioma de la mamá),[64] pero a menos que estés habituado a comerlos, no es recomendable añadir muchos alimentos fermentados durante el embarazo. Sé que en algunos casos fomenta el sueño y en otros lo interrumpe.

Cápsulas de probióticos

Al igual que con los alimentos probióticos no se han realizado muchas investigaciones sobre cómo alteran el sueño. Encontré un estudio pequeño de neurocientíficos de la Universidad de Verona, Italia, que se publicó en marzo de 2019.[65] Pidieron a un grupo de 38 alumnos, hombres y mujeres, consumir una cápsula cuya fórmula contiene cuatro bacterias (*Lactobacillus fermentum*, *Lactobacillus rhamnosus*, *Lactobacillus plantarum* and *Bifidobacterium longum*) o un placebo, diario durante seis semanas, sin saber de antemano cuál sería.

Los alumnos llenaron cuestionarios para evaluar su estado de ánimo y calidad de sueño al inicio, mitad y fin del experimento.

Se descubrió que los alumnos que tomaron probióticos registraron mejoras modestas en el estado de ánimo y la calidad del sueño, no así los que tomaron placebos.

Una advertencia para quienes padecen síndrome del colon irritable, problemas intestinales o inmunosupresión

Mencioné anteriormente que para algunas personas lleva tiempo fomentar un microbioma saludable, y si no estás habituado a comer fibra es normal experimentar flatulencias, inflamación abdominal y hasta un poco de diarrea. Sin embargo, deben aliviarse al poco tiempo, a medida que, poco a poco, refuerzas su ingesta. La excepción son las personas con síndrome del colon irritable: procedan con mayor cautela y eviten los alimentos fermentados o con fibra. Las personas con deficiencias inmunológicas deben consultarlo con su médico.

Alimentación de tiempo restringido

En el capítulo anterior sugerí este popular ayuno intermitente; prueba cenar un poco más temprano y desayunar un poco más tarde. Practicar el TRE puede mejorar la calidad del sueño.

En un estudio reciente del Instituto Salk,[66] voluntarios con sobrepeso que restringieron la ingesta de alimentos a una ventana de diez horas (14:10) bajaron un promedio de 3.3 kilos en el curso de doce semanas. También notaron reducciones importantes en las medidas de la cintura, niveles de glucosa, presión sanguínea y colesterol "malo". Por último, y no por ello menos importante, la mayoría también disfrutó de horas de sueño más largas y con menos interrupciones.

Habituarse al TRE toma tiempo, pero la mayoría se adapta muy rápido. Sugiero empezar el ayuno nocturno con doce horas sin comer (12:12) y después catorce, 14:10.

Resumen

- Procura dejar de comer tres horas antes de acostarte.
- Experimenta extendiendo el ayuno de doce a catorce horas.
- Limita la ingesta de azúcar, postres y bebidas azucaradas, sobre todo las preparadas y procesadas. Generan que el sueño sea fragmentado.
- Incluye más fibra en tu dieta, sustituye el arroz blanco por integral, consume más quinoa bulgur, centeno, cebada integral, arroz salvaje, trigo sarraceno, lentejas y frijoles.
- La avena es maravillosa en el desayuno, siempre y cuando no sea instantánea.
- El yogurt entero y con grasa es una excelente fuente de probióticos. Agrega zarzamoras o arándanos para un toque dulce o espolvorea con nueces.
- Colaciones de nueces: son una fuente muy buena de proteína y fibra, cuya ingesta fomenta el sueño profundo. Evita las nueces saladas o endulzadas, son adictivas.
- Come pescado graso como salmón, atún o trucha, con abundantes ácidos grasos omega-3, entre dos y tres veces a la semana. Se condujo un experimento entre reclusos estadunidenses que reveló que consumir pescado graso puede mejorar el sueño.
- Las mejores frutas para consentir el microbioma son las moras, manzanas y peras.
- Si se te antoja una bebida alcohólica, que sea a la hora de la comida. Procura no superar una porción al día y que sea vino tinto, pues estudios han demostrado que es mejor que el blanco.

Capítulo 6

El programa Duerme en un dos por tres

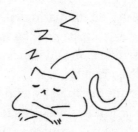

Después de proporcionar la bibliografía científica más reciente, resaltar los obstáculos principales que impiden dormirse y quedarse dormido, así como sugerencias para mejorar la higiene del sueño, ahora voy a condensar esta información en un programa de cuatro semanas. Síguelo y dentro de poco estarás de mejor humor, tendrás más energía y claridad mental.

Lo primero será decidir si quieres probar la Terapia de restricción del sueño (TRS), parte del programa que presenté en el capítulo 4.

La TRS es sumamente efectiva, pero desafiante. En principio, durante el día te puedes sentir más somnoliento y de malas, así que mucho cuidado si conduces u operas maquinaria. Quedarte despierto en la noche cuando quieres dormir es aburrido, la buena noticia es que no dura tanto y sí funciona.

Nota: si sospechas padecer un problema de salud serio o un trastorno como apnea del sueño, consulta con tu médico antes de iniciar un programa como este. La TRS no es apta para mujeres embarazadas ni para niños pequeños.

Antes de comenzar

Como dijo el presidente estadunidense Abraham Lincoln: "Dame seis horas para talar un árbol y pasaré las primeras cuatro afilando el hacha".

Esta es una lista de cosas que recomiendo hacer antes de comenzar con el programa.

Lleva un diario

Esta es la página de muestra de un diario del sueño. Puedes descargar e imprimir una similar desde mi página, fast-asleep.com. Quiero que empieces tu diario una semana antes de iniciar el programa y después todos los días mientras lo completas.

El objetivo de llevar un diario del sueño es evaluar qué tan bien estás durmiendo y calcular la eficiencia del sueño, es decir, la cantidad de tiempo que pasas en la cama durmiendo. Para recordarte, si pasas ocho horas en la cama, pero duermes seis, entonces tu índice de eficiencia es de 6/8 = 0.75 o 75%, malo.

El objetivo del programa es llegar a 85%, es irreal alcanzar el 100% porque todos necesitamos tiempo para conciliar el sueño. Si te quedas dormido tan pronto tocas la almohada, me temo que te faltan horas de sueño.

No te preocupes si no llegas a 85%. Un índice de eficiencia de 80% es muy bueno, sobre todo para personas mayores.

Diario del sueño
(llenarlo en la mañana cuando estés totalmente despierto)

Fecha	L	M	M	J	V	S	D
Antes de acostarte							
¿A qué hora comiste o bebiste por última vez?							
¿A qué hora tomaste tu último café o té?							
¿Cuántas bebidas alcohólicas tomaste?							
En la noche							
¿A qué hora te acostaste?							

Fecha	L	M	M	J	V	S	D
¿Te costó trabajo quedarte dormido?							
¿Despertaste en la noche o madrugada?							
¿Qué tan seguido?							
¿Cuánto tiempo?							
¿A qué hora despertaste?							
Calcula cuántas horas dormiste.							
Calcula tu eficiencia del sueño.							
Califica tu sueño del 1 al 5							
¿Qué tan cansado estás del 1 al 5?							
Recuerda detalles de ayer							
¿Te quedaste dormido sin querer?							
¿Cuántos cafés te tomaste?							
¿Tuviste un bajón en la tarde?							
¿Estuviste de malas?							
¿Hiciste ejercicio?							
Comida y bebidas							
¿Estás comiendo más alimentos con fibra?							
¿Estás comiendo o tomando más alimentos fermentados?							

Cómo calcular cuánto has dormido: con un monitor del sueño. En mi caso, alivia el estrés de tener que llevar el control de mis patrones de sueño. También mide el ritmo cardiaco y es más preciso que un aparato que sólo registra tus movimientos. Si no tienes un monitor, anota a qué ahora te acuestas, a qué hora despiertas y resta cuánto tiempo estuviste despierto en ese lapso. En otras palabras, si te acostaste a las 11 p.m., despertaste a las 7 a.m., pero estuviste despierto dos horas, resta dos horas a ocho horas para saber cuánto dormiste: seis horas.

Cómo calcular la eficiencia del sueño: en breve, resta la cantidad de tiempo que estuviste dormido, conviértela en minutos y divídela entre el tiempo que estuviste acostado (en minutos). En el ejemplo anterior es 360/480 = 75%. Recuerda que el objetivo es 85%.

Artículos auxiliares para dormir

Si quieres probar algunos de los suplementos que he mencionado, pídelos en línea ahora porque tardan en llegar. Si vives en el Reino Unido, el Bimuno llega en cuestión de días, pero si pides melatonina de Estados Unidos, tarda por lo menos una semana.

Las cajas de fototerapia se encuentran en tiendas físicas o en línea, éstas deben emitir 10,000 lux, también fíjate que tengan buenas calificaciones de otros usuarios.

Mídete la cintura, los niveles de glucosa y pésate

Creo que es muy motivador ver las ventajas de dormir mejor en la salud, así como los niveles de energía. Lo normal sería que en cuanto empieces a dormir mejor, se moderen tus antojos, y que reduzcas medidas en la cintura y el cuello. Así que te invito a tomarte las medidas ahora mismo.

Rodea la cintura con la cinta, esta debe pasar por el ombligo, no por la cadera. ¿Por qué es importarte la circunferencia de la cintura? Porque es una medida indirecta de la grasa visceral y uno de los mejores indicadores de la salud a futuro. Lo ideal es que mida menos de la mitad de tu altura (si mides 1.82, entonces tu circunferencia no debe superar un metro).

Acumular demasiada grasa en el cuello es perjudicial porque puede obstaculizar la respiración y provocar ronquidos y apnea del sueño. Si eres hombre, debe medir menos de 43 centímetros, si eres mujer, menos de 40.5. Recuerda que unos centímetros pueden suponer una diferencia inmensa en el sueño y la calidad de vida.

También recomiendo medir los niveles de glucosa en la sangre pues el sueño deficiente complica el control de la glucosa. La falta de sueño aumenta el cortisol (hormona del estrés, que altera los niveles de glucosa) y tiene la misma función que las hormonas del hambre, la leptina y grelina, que ocasionan que comas en exceso.

En Reino Unido, 30% de los adultos tiene prediabetes (niveles de glucosa por encima de lo normal, no es propiamente diabetes) y la mayoría no lo sabe. El insomnio crónico aumenta el riesgo de padecer prediabetes y diabetes tipo 2, sobre todo si eres menor de 40 años.

La única manera de saber si tus indicadores de glucosa son anormales es midiéndolos. Tu médico puede hacerlo o tú mismo con un kit casero para monitorear la glucosa, son muy asequibles y los venden en cualquier farmacia o en línea.

Si tus niveles están por arriba de lo normal, en cuanto empieces a dormir mejor deberían regularse la glucosa y la presión sanguínea.

Si tengo sobrepeso, ¿priorizo dormir mejor o adelgazar?

Si tienes sobrepeso severo quizá te preguntas con qué empezar. Puedes hacer ambas cosas al mismo tiempo. Si bajas de peso vas a dormir mejor y si duermes mejor, será más fácil bajar centímetros de la cintura y el cuello. Abordar las dos al mismo tiempo es perfectamente posible, aunque desafiante.

La buena noticia es que las recetas en este libro se basan en una dieta mediterránea baja en carbohidratos. Son maravillosas para fomentar el sueño y dejarte satisfecho más tiempo, esto te ayudará a disminuir tu peso y mantenerte en el ideal.

Muchos me han comentado que la terapia de restricción del sueño (TRS), véase la página 70, de la que hablo extensamente en mi libro más reciente, *The Fast 800*, les ha ayudado a adelgazar y dormir mejor. Pruébala.

¡A cocinar y fermentar!

Alimentar el microbioma con alimentos fermentados y con abundante fibra es parte crucial de este programa, así que revisa nuestras recetas y piensa cuáles te gustaría probar en estas semanas. Si no consumes muchos alimentos con fibra, introdúcelos poco a poco, de lo contrario, vas a producir muchos gases.

Puedes comprar alimentos fermentados en cualquier supermercado, pero hacer *sauerkraut* casero es sencillo y muy satisfactorio. Ten en cuenta que tarda en madurar. Más detalles en la página 213.

Organiza tu cuarto

Asegúrate de que tu cuarto sea un espacio para dormir y tener sexo, nada más. De modo que:

- Si tienes televisión en el cuarto, sácala.
- Sustituye las luces frías por focos cálidos y difusos.
- Si te gusta la idea de dormir con música o ruido blanco, es momento de prepararlo.

¿Qué tal tu colchón?

Por regla general debes cambiar tu colchón cada siete o diez años, pero la vida útil varía según la calidad y el uso. Lo importante es identificar el hundimiento. Quita las sábanas y examínalo para ver si encuentras uno demasiado notorio. Si es el caso, un protector de colchón brindará acojinamiento y soporte, y será mucho más barato que cambiar el colchón.

¿Cuáles son las mejores almohadas?

En teoría hay que cambiarlas cada par de años. Para saber si es hora de comprar una nueva intenta doblarla a la mitad para asegurarte de que regrese a su forma normal. Si no es el caso, no te está proporcionando el soporte adecuado en la cabeza y el cuello.

Si decides cambiarla, ¿qué tipo de almohada comprar? Según la Fundación Nacional del Sueño depende de cómo duermes.

Para quienes duermen boca arriba lo mejor son las almohadas delgadas pues "reducen el estrés en el cuello". Quienes lo hacen boca abajo necesitan una almohada muy delgada, o prescindir de ella, para mantener la columna extendida y minimizar el estrés en la espalda baja. Si te acomodas mejor de lado (la posición más popular), basta una almohada estándar, aunque puedes contemplar "colocar una en las rodillas o muslos para mantener alineada la columna".

A oscuras

Por último, es importante que tu cuarto esté fresco, oscuro y silencioso. Si tienes reloj, guárdalo. Lo mejor es que el teléfono esté apagado o silenciado en un mueble lejano a tu cama. Contempla invertir en cortinas gruesas o *blackout*, sobre todo si rolas turnos en el trabajo, aunque un antifaz será lo más barato.

 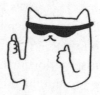

Con esto resuelto, es hora de comenzar. Este programa de cuatro semanas será muy útil si padeces insomnio, pero también lo es para quienes tienen el sueño interrumpido de vez en cuando.

Si no te atrae la restricción del sueño o lo intentas y te parece muy difícil, prueba los otros aspectos del programa: practicar buena higiene del sueño, cambiar tu alimentación para crear un microbioma que fomente el sueño, hacer lo posible por combatir el estrés y la ansiedad para no tener preocupaciones a la hora de acostarte.

Primera semana

TRS, cómo hacerlo

Primero, necesitas planear cuántas horas pasarás en la cama la próxima semana, es decir, cuánto durará tu ventana del sueño.

Vamos a asumir que ahora te acuestas a las 11 p.m. y despiertas a las 7 a.m., pero aunque pases ocho horas en la cama el monitor registra que sólo duermes seis horas, en promedio. Tu eficiencia del sueño es de 75%, baja.

Ya que calculaste que duermes seis horas, la próxima semana vas a pasar sólo seis horas en la cama por las noches. Te levantarás a la misma hora todos los días, es decir, a las 7 a.m., pero en vez de acostarte a las 11 p.m., te vas a acostar a la 1 a.m. (del mismo modo, si descubriste que sólo duermes cinco horas y media, entonces vas a pasar en la cama ese tiempo y te irás a acostar a la 1:30 a.m.).

Si decides probar la TRS hay cuatro reglas:

1. No pasar menos de cinco horas en la cama.
2. Seguirla con rigor.
3. No recostarse ni dormir una siesta en el día, si te quedas dormido, pide a tu familia que te despierte.
4. No manejar ni operar maquinaria si experimentas somnolencia extrema durante el día.

¿Cuánto tiempo lo hago?

La TRS tiene la capacidad de mejorar el sueño de manera radical en un par de semanas o bien, para ser completamente efectiva, 8 semanas.

Una vez que mejores la eficiencia del sueño vas a aumentar el tiempo que pasas en la cama hasta que sientas que estás durmiendo suficiente.

Si como el ejemplo anterior, recortaste el tiempo que pasas acostado y ahora sólo son seis horas, luego de unos días descubrirás que estás dedicando más de esas horas a dormir. Ahora pasas seis horas acostado, pero tal vez duermas cinco. En cuyo caso tu eficiencia del sueño es de 5/6 = 83%. Cuando llegue a 85% o más, podrás acostarte 20 minutos antes.

¿Por qué 20 minutos y no 30 ni 40? Hay opiniones encontradas, algunos expertos sugieren que los incrementos deben ser bloques de 15 minutos y otros, 30; 20 es un punto medio.

Lo más probable es que llegar a 85% te tome una semana. Si no notas cambios positivos en ese periodo, intenta mover todavía más la hora de acostarte. En este ejemplo, se trataría de 5 horas 40 minutos, te irías a acostar a la 1:20 a.m. Si tampoco funciona, redúcelo de nuevo, pero es momento de consultar con un médico porque puedes tener un problema más complejo. Recuerda no llegar por debajo de las cinco horas.

Si después de una semana llegaste al objetivo de 85%, entonces la segunda semana pasarás seis horas, veinte minutos en la cama. Al principio es probable que la eficiencia del sueño caiga por debajo de 85%. Si es el caso, continúa con el nuevo régimen hasta que vuelva a rebasar 85%. Esto tardará en promedio otra semana. Cuando supere 85% suma otros 20 minutos a tu horario de sueño. Y así sucesivamente hasta que sientas que estás durmiendo suficiente y bien.

Lo sabrás porque despertarás descansado, tendrás menos somnolencia en el día y pasarás la prueba de la cuchara (página 54).

Para la mayor parte de la gente cuatro semanas de TRS es suficiente, pero si tienes insomnio serio a largo plazo, pueden ser ocho.

La TRS es difícil, sobre todo la primera semana. Quizá te sientas más cansado en el día que ahora mismo, malhumorado y no muy sociable; sin duda tendrás antojos.

Es importante que compartas con tus amigos, familia y colegas del trabajo qué estás haciendo y por qué, para que conozcan la razón por la que estás más somnoliento, distraído y malhumorado que de costumbre. Procura no compensarlo tomando más cafeína. ¡Y no duermas siestas! Es mal momento para ir al cine, el teatro u otro lugar oscuro y cálido en donde te puedes quedar dormido.

En el curso de la TRS te puede beneficiar el apoyo profesional de un terapeuta especializado en terapia cognitiva conductual para pacientes con insomnio. Para más información visita: https://www.babcp.com

¿Qué hago entre las 11 p.m. y la 1 a.m.?

Si crees que tienes todas esas horas extra para hacer actividades creativas o prácticas en la noche, cuando yo intenté la TRS no hice nada productivo. Leí muchos libros y vi mucha televisión. No es recomendable tener televisión en el cuarto, pero verla en la sala está bien. Es importante que no te quedes dormido y que te acuestes a la hora indicada.

¿Existe evidencia que demuestra que funciona?

La restricción del sueño no es nueva. La primera vez que se probó para tratar el insomnio fue en la década de 1980, y lo hizo el psicólogo estadunidense Arthur Spielman. En un estudio ahora clásico que se publicó en 1987,[67] puso en TRS a 35 pacientes de mediana edad que llevaban más de 15 años con insomnio crónico.

Antes de empezar los insomnes pasaban, en promedio, ocho horas en la cama, pero pese a tomar somníferos sólo dormían 5 horas con 20 minutos. En otras palabras, daban vueltas en la cama durante 2 horas con 40 minutos todas las noches. Su eficiencia del sueño era de un miserable 67%.

Spielman no les pidió hacer nada más que reducir el tiempo que pasaban en la cama a 5 horas con 40 minutos, diario, y lo fueron aumentando a medida que transcurrieron las semanas.

Los resultados fueron sorprendentes (recordemos que se trataba de insomnes crónicos, la mayoría de quienes llevaban 15 años tomando somníferos).

Al cabo de una semana, reportaron dormir mejor. En el curso del estudio mejoró su eficiencia del sueño, empezaron con 67% y terminaron con 87%. Al cabo de las ocho semanas, pasaban 90 minutos menos en la cama todas las noches y dormían más. Lo que me impresiona es lo mucho que redujo el tiempo que pasaban acostados despiertos, inquietos, ¡casi dos horas!

Más aún, a diferencia de los medicamentos, la restricción del sueño ha tenido resultados duraderos sin efectos secundarios. En un estudio de seguimiento que se realizó nueve meses después, la mayoría había superado el insomnio.

El experimento de Spielman se ha repetido muchas veces, un metaanálisis reciente demostró claramente que esta técnica funciona:[68] reducir el tiempo que pasamos en la cama sí reinicia el cerebro. El sueño es más profundo, despertamos con menos frecuencia y nos sentimos mejor en el transcurso del día.

¿Cuáles son los beneficios?

Lo primero, vas a dormir mejor muy rápido. Quienes han seguido mi consejo y probado la TRS han expresado la sorpresa de lo rápido que empezaron a dormir más profundo. Esto, a la larga, mejoró su estado de ánimo. Dejaron de preocuparse por "no quedarse dormidos" cuando se iban a acostar. En cambio, tenían muchas ganas de acostarse, se quedaban dormidos rápido y era menos probable que despertaran en la madrugada.

Es interesante que la restricción del sueño también ha mostrado ser un método rápido y efectivo para combatir la depresión. Un análisis reciente de 66 estudios se centró en el efecto de la restricción del sueño en distintos tipos de depresión y encontró que cerca de la mitad de los pacientes con depresión (sobre todo los bipolares) respondieron bien, aunque para muchos fue difícil mantenerlo.[69] Actualmente investigadores están estudiando cómo combinarla con terapia lumínica.

Higiene del sueño

Recordemos lo que se debe y no debe hacer.

Sí:
1. Prueba nuestras recetas: comer más fibra y alimentos fermentados ayudará a desarrollar un bioma que fomente el sueño para descansar mejor.

2. Prueba la TRE. Empieza con 12:12. Es decir, no comer nada 12 horas, por ejemplo, entre las 8 p.m. y las 8 a.m. Procura que tu última comida del día sea por lo menos tres horas antes de que te vayas a acostar, y no piques nada antes de dormir.
3. Intenta abstenerte de tomar alcohol y reducir la ingesta de cafeína una semana, para ver si te ayuda.
4. Recuerda llevar tu diario del sueño.
5. Si no puedes dormir, levántate y regresa a la cama hasta que te sientas cansado.
6. Practica ejercicios de respiración durante el día y la noche.
7. Necesitas exponerte a la luz solar en el exterior o bien, con una caja de fototerapia, por lo menos 20 minutos. Que sea lo primero que haces al despertar.

No:
1. Tengas televisión en tu cuarto.
2. Dejes el celular en tu buró porque te dará tentación revisarlo.
3. ¡Comas en la cama! Conocí a una mujer que tenía el cajón del buró lleno de chocolate, y se preguntaba por qué dormía tan mal...

Segunda semana

TRS

Si estás siguiendo el régimen de restricción del sueño, es momento de evaluarlo. La semana de arranque pudo haber sido desafiante, pero con suerte no has claudicado. Si has conseguido evitar las siestas, mantenerte despierto pasada tu hora habitual y tu eficiencia del sueño llega a 85%, ¡felicidades!

Aún mejor, prémiate con 20 minutos más de sueño. Disfrútalos y recuerda por qué lo estás haciendo: para reprogramar tu cuerpo y cerebro. Es difícil, pero valdrá la pena.

Si todavía no mejora tu eficiencia del sueño, puedes seguir con el régimen actual o, como describí arriba, reducir tu ventana del sueño otros 20 minutos y esperar los resultados. Para las personas mayores, el objetivo de 80% es más realista.

TRS *light*

Si durante el día te estás quedando dormido con frecuencia o te está alterando mucho el estado de ánimo, puede que el TRS no sea para ti, en cuyo caso puedes probar algo menos extremo: reducir la ventana del sueño sólo una hora. Por ejemplo, si acostumbras a dormir de 11 p.m. a 7 a.m., intenta acostarte a las 12 p.m.; ve incrementando poco a poco hasta mejorar tu eficiencia. Es similar a bajar de peso, hay dos alternativas: hacerlo rápido o gradual.

Cafeína y alcohol

¿Intentaste restringir estas dos sustancias que alteran el sueño?, ¿funcionó? Según la cantidad de alcohol que ingerías, una semana de abstinencia tendría que haber rendido frutos. Si resistes otra semana, el cambio será considerable. A fin de cuentas, se trata de un programa de cuatro semanas y la mayoría puede estar un mes sin tomar.

En lo que se refiere a la cafeína, he descubierto que no la necesitamos tanto como creemos. Muchos me han contado que renunciar a una taza de café al día no es para tanto, y que en las tardes, una taza de té, con mucho menos cafeína, satisface la necesidad emocional de hacer una pausa.

TRE

¿Lo probaste?, ¿funcionó? Toma tiempo adaptarse a la TRE, pero la mayoría lo hace. Si te ha parecido relativamente sencillo, podrías extender el ayuno de 12 a 14 horas, es decir, 14:10. Sin embargo, si te ha costado o ha empeorado el sueño, está bien si la suspendes y vuelves a intentarlo en unas semanas. También está bien si rompes las reglas un par de veces, sólo intenta seguir la TRE cinco días a la semana.

Ejercicio

Todavía no he tocado mucho este tema. Para la segunda semana ya deberías estar durmiendo más, por lo que estarás de ánimo para hacer ejercicio, o por lo menos para volverte un poco más activo. Si ya te ejercitas como loco, no es tu caso, pero la mayoría no hacemos tanto como deberíamos, ya sea en términos de ejercicio aeróbico (correr, andar en bici, caminar) o de resistencia (lagartijas, sentadillas).

Volverse más activo conlleva muchos beneficios para la salud: mejora el estado de ánimo, reduce el riesgo de padecer enfermedades cardiovasculares, cáncer y derrames. No me gusta hacer ejercicio y detesto el gimnasio, así que he encontrado maneras de incorporarlo a mi vida diaria. Consulta el apéndice en la página 217 para algunos ejercicios básicos de resistencia, aeróbicos y HIIT (entrenamiento en intervalos de alta intensidad) para arrancar.

¿Importa cuándo haga ejercicio?

Lo mejor es hacerlo por la mañana, idealmente al amanecer, y en ayunas (antes de desayunar). Se dice que no debemos hacer ejercicio en la noche porque interfiere con el sueño, pero no hay evidencia que lo señale. Lo importante es hacerlo, así que no te preocupes por la hora.

¿Ayuda a quedarme dormido más rápido?

Seguramente no. Sin duda, hacer más ejercicio y ser más activo ayuda a dormir mejor, pero no es inmediato. En un estudio que realizaron investigadores de Chicago,[70] pusieron a 11 mujeres sedentarias de mediana edad con insomnio en un régimen de ejercicio durante 16 semanas.

Para empezar, se reunieron con un experto en sueño, quien las asesoró sobre higiene del sueño (dormirse y despertar a la misma hora todos los días, etcétera).

También las pusieron en contacto con un entrenador personal, quien las acompañó durante cuatro meses en un régimen de ejercicios.

Cuatro días a la semana tenían una sesión de 40 minutos en el gimnasio, en la caminadora o bici fija, la finalidad era subir su ritmo cardiaco a 120 pulsaciones por minuto.

¿Qué pasó?

Al principio del experimento las mujeres pasaban un promedio de siete horas con treinta minutos en la cama, pero sólo dormían cinco horas con 54 minutos. Al cabo de cuatro meses, dormían 46 minutos más por noche.

Los investigadores no encontraron relación directa entre los días en los que se ejercitaron y cómo durmieron esa noche en particular. Más bien fue al revés: luego de una noche de dormir mal, a las mujeres les costaba mucho más trabajo encontrar la motivación para hacer ejercicio y se agotaban más rápido. Cuando estaban cansadas seguir su régimen de entrenamiento era muy difícil.

La moraleja es considerar el ejercicio un estilo de vida. Su relación con el sueño es un círculo virtuoso, no se trata de una solución milagrosa.

Cuando te sientes cansado, si tienes sobrepeso o duermes mal, no vas a querer hacer ejercicio. Encontrarás cualquier pretexto para evitarlo. La atracción del sillón y la televisión será irresistible.

Tienes que encontrar la motivación, aunque no estés de humor. Sin importar lo que hagas, no dependas de tu fuerza de voluntad, está sobrevalorada. Encuentra algo que te guste (¿zumba?, ¿natación?, ¿futbol?) o haz algo que sea difícil de eludir: estaciónate lejos de casa, por ejemplo, para no caer en la tentación de usar el coche para trayectos cortos, o queda con un amigo para correr o entrenar.

Tercera semana

TRS

Espero que sigas actualizando tu diario del sueño y que gracias al TRS, tu eficiencia del sueño ya haya alcanzado 85%. Si es el caso, prémiate con otros 20 minutos en la cama. Si no es el caso, entonces continúa con la

misma restricción del sueño otra semana. Y recuerda, te puede tomar
hasta ocho.

Técnicas para serenar una mente frenética

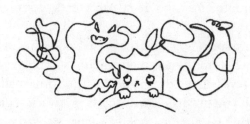

Cualquiera que haya tenido dificultades para dormir estará familiarizado con la sensación de que el cerebro va a toda marcha cuando quieres apagarlo. Puedes poner en práctica estas técnicas en cualquier fase
del programa, pero para muchos intentar demasiadas, al mismo tiempo,
puede ser agobiante. Depende de ti.

Un cerebro hiperactivo suele ser producto de fuerzas físicas y psi-
cológicas. Cambiar cómo y cuándo comes debería mejorar el microbioma y reducir la ansiedad. Pero puedes hacer muchas otras cosas.

Como ya mencioné, uno de los motivos por los que muchos no
pueden dormir en la noche es que les preocupan las temibles consecuencias de no dormir. "Si no me duermo, mañana me voy a sentir can-
sadísima y me van a correr."

Es importante darse cuenta de que estos pensamientos no son
reales, no son hechos, los puedes desafiar. Quizá les puedas poner nombre, como Donald. De modo que cuando surjan, puedes decir: "Ya va a
empezar Donald a quejarse".

Parece un despropósito, pero funciona.

Es fundamental recordar que los pensamientos negativos nocturnos son menos realistas que los pensamientos negativos que tenemos de día. No hay filtros y estamos más vulnerables frente a nuestros
demonios.

Ten en cuenta que la carencia de sueño te hace más propenso a
Pensamientos negativos automáticos (PNA) del tipo: "Soy un fracaso,

nadie me quiere", etcétera. Cuando duermas mejor, y en cuanto éstos se manifiesten, será más fácil aniquilarlos.

Otra estrategia para abordar los pensamientos negativos o catastróficos es imaginar qué te diría un amigo si los compartieras, ¿qué te diría?, ¿cómo te ayudaría a tranquilizarte?

Además de aprender a desafiar estos pensamientos (que bien podría suponer acudir a terapia), puedes romper el ciclo si te levantas y te distraes (lees, escuchas música) o bien aprender a identificarlos, pero dejarlos ir por medio de la práctica de *mindfulness* (véase página 132).

La "intención paradójica" es otra técnica que algunos encuentran útil, consiste en esforzarte por mantenerte despierto pese a que te urja dormirte. En vez de estresarte porque debes dormirte, piensa: "Estoy disfrutando estar despierto, qué rico. Vamos a ver cuánto aguanto". Te quitas la presión y paradójicamente te puedes quedar dormido así.

Respiración y relajación muscular progresiva

Aunque me gusta la idea de la intención paradójica, en lo personal, cuando no puedo quedarme dormido, me resulta más efectivo hacer ejercicios de respiración y relajación muscular progresiva. Así como la técnica de 4-2-4 que describí en la página 85, también existe la respiración alternada por las fosas nasales. Se trata de un ejercicio de yoga muy conocido, *nadi shodhana pranayama*, "técnica de respiración sutil para despejar la energía".

Empieza respirando por la boca y cierra la fosa nasal derecha con el dedo. Exhala lentamente por la fosa izquierda mientras cuentas hasta cuatro. Llena el abdomen de aire nuevamente. Ahora alterna, bloquea la fosa izquierda con el dedo izquierdo y exhala igual en cuatro tiempos. Repite 10 veces.

Si te mareas, como yo la primera vez que lo hice, estás esforzándote demasiado. Se supone que debes relajarte.

La relajación muscular progresiva es otro ejercicio apto para cualquiera, pero practícalo varias veces al día para habituarte. La idea es sencilla. Al inhalar, contrae un grupo muscular (por ejemplo, aprieta el puño de la mano derecha) cinco segundos, después exhala y al mismo tiempo, suelta la tensión en ese músculo. Al hacerlo imagina que las sensaciones estresantes fluyen del cuerpo. Después descansa entre 10 y 20 segundos, cierra los ojos y relájate, sigue con la mano, el antebrazo y el hombro derecho, continúa con el lado izquierdo, el estómago, el muslo derecho, etcétera. En thefast800.com hay videos demostrativos.

Advertencia, la relajación progresiva no es una solución para el insomnio. Si la consideras una, como tomar un somnífero, entonces dentro de poco vas a cuestionarte: ¿está funcionando?, ¿ya me siento relajado?, ¿ya duermo mejor? En ese caso te esperan la desesperación y largas noche en vela.

Mindfulness

Mi referencia del *mindfulness,* o la atención plena, es Tim Stead, autor de *See, Love, Be* y profesor en el prestigioso Centro de Mindfulness de Oxford. De acuerdo con Tim, el *mindfulness* contribuye a sortear las dificultades para dormir porque se centra en estar en el momento presente. Es importante para quienes nos preocupamos de más por lo que ha pasado y pasará.

Para hacerte una idea de qué comprende el *mindfulness,* haz este ejercicio ahora mismo: siéntate derecho, cierra los ojos y enfócate en la respiración, observa cómo se eleva el pecho y los pulmones se llenan de aire mientras este entra y sale del cuerpo. No hace falta acelerar ni retardar la respiración, simplemente enfocarte en ella. Si percibes que la mente divaga —y lo hará—, vuelve a centrarte en la respiración. No analices los pensamientos, reconoce su presencia y deja que se vayan, como hojas en un río.

El arte del *mindfulness* radica en repetir este ejercicio, pero cada vez más tiempo. Si logras 10 minutos al día está bien, 20, mejor.

Para Tim, el *mindfulness* es útil porque te invita a aceptar que estás despierto y no pasa nada. En cuanto sueltas, cuando dejas de preocuparte por no dormir, te quedarás dormido. Al igual que el ejercicio, el *mindfulness* no es una solución inmediata, y es muy difícil que puedas hacerlo bien sólo. Existen cursos o apps que te guiarán como Headspace o Calm.

Cuarta semana

TRS

De nueva cuenta, espero que estés actualizando tu diario y que si estás haciendo TRS, tu eficiencia del sueño haya llegado casi a 85%, pese a que a hora estás pasando más tiempo en la cama. Si es el caso, prémiate con otros 20 minutos.

En este punto, definitivamente tendrías que notar mejoras en la calidad del sueño y podrás quedarte y permanecer dormido con mayor facilidad. Deberías, además, sentirte menos cansado en el día y más motivado a hacer más ejercicio.

Como ya he señalado, para la mayoría cuatro semanas de TRS bastan para solucionar su insomnio, aunque puedes continuar otras cuatro semanas más, depende mucho de tus resultados.

Cuida a tus amigos incondicionales

Si has estado probando las recetas del libro, también a estas alturas tu microbioma habrá cambiado de manera radical, y para bien. Las dosis de bacterias "buenas" habrán aumentado, lo cual a su vez reduce la inflamación y mejora tu estado de ánimo, desplazando a las "malas", que causan inflamación. Así que sigue comiendo legumbres. Recuerda que al margen del efecto positivo de estos alimentos en el sueño, también contribuyen a reducir el riesgo de padecer diabetes tipo 2, enfermedades cardiovasculares y demencias. No consideres esta alimentación una solución temporal para dormir mejor, sino un estilo de vida.

Comer para estar sano y bajar de peso

Como ya hemos visto, si tienes sobrepeso, incluso bajar pocos kilos tendrá efectos enormes en el sueño y la calidad de vida.

Al principio del programa recomiendo anotar tu peso, medidas de cintura y cuello, y niveles de glucosa; ¿mejoraron?

Lo ideal es que la cintura mida menos de la mitad de tu altura, ¿te has acercado? Si la circunferencia del cuello ha disminuido, ¿notaste cambios en los ronquidos?, ¿qué hay de la glucosa?, ¿antes de iniciar era alta?, ¿disminuyó? Si tus niveles de glucosa sanguínea indican diabetes, te recomiendo consultar los beneficios de bajar de peso en thefast800.com.

Más activo

¿Has estado haciendo más ejercicio? Esperaría que hayas iniciado ejercicios de resistencia y HIIT un par de veces a la semana. A medida que duermas mejor, disfrutarás más de él. Ésta es la clave para una vida más sana. Sigue así.

Sigue adelante

Aunque sea el comienzo, si has practicado los ejercicios de respiración y relajación muscular, dentro de poco empezarás a ver los beneficios. El *mindfulness* es exigente, al menos al inicio, y los beneficios no son inmediatos. Sin embargo, si estás estresado y no te has animado a intentarlo, entonces te recomiendo descargar una app o apuntarte a un curso.

El programa sintetizado Duerme en un dos por tres

Empieza la cuenta regresiva

- Ordena tu cuarto y consigue el equipo o complementos necesarios (monitores del sueño, cajas de fototerapia, melatonina, Bimuno).
- Adopta hábitos sanos a la hora de acostarte.
- Lleva un diario del sueño.
- Consume más alimentos de la dieta mediterránea.
- Si vas a probar la restricción del sueño, registra tu eficiencia del sueño en un diario o con un monitor.

Primera semana

- Para resetear el sueño, reduce el tiempo que pasas en la cama por las noches, para igualar las horas que de verdad pasas dormido.
- Si no crees poder con un reseteo completo, sigue las otras sugerencias del libro e intenta reducir tu ventana del sueño una hora.

Segunda semana

- Si tu eficiencia del sueño llegó 85% suma 20 minutos a la ventana del sueño.
- Si no notas mejoras, continúa otra semana.
- Incorpora la TRE (14:10) en tu rutina.
- Añade ejercicio o por lo menos actívate un poco.

Tercera semana

- Si la eficiencia del sueño no mejora luego de dos semanas de restricción, quita otros 20 minutos al tiempo que pasas en la cama. En otras palabras, si empezaste con seis horas en cama, ahora serán 5 horas con 40 minutos (recuerda nunca pasar menos de 5 horas acostado).
- Desafía tus pensamientos catastróficos.
- Realiza ejercicios de respiración y de relajación muscular.

Cuarta semana

- A estas alturas debió haber mejorado significativamente tu eficiencia del sueño, y deberías sentirte mucho mejor en el día. Si sientes que estás durmiendo suficiente, entonces empieza a aflojar la restricción. De lo contrario, sigue.

- Recuerda salir a la calle tan pronto despiertes por lo menos media hora para que te dé la luz.
- Sigue consumiendo alimentos de la dieta mediterránea.
- Sigue con los ejercicios de *mindfulness*, respiración y relajación.

En cuanto tengas controlado el insomnio, sigue estas ocho sencillas reglas para seguir durmiendo bien:

1. Respeta una ventana del sueño regular, es decir, acuéstate y despierta a la misma hora todos los días.
2. Recurre a las recomendaciones del capítulo 4 que te funcionen.
3. Regula el estrés practicando *mindfulness* y ejercicios de respiración durante el día.
4. Levántate de la cama si no puedes dormir y no regreses hasta que te sientas cansado.
5. Al despertar necesitas exponerte a la luz solar (o bien a una caja de fototerapia).
6. Mantente activo y sigue haciendo ejercicios de resistencia, como sentadillas y lagartijas.
7. Sigue la dieta mediterránea y consume alimentos fermentados.
8. Mantén a raya la grasa visceral, la cintura debe medir menos de la mitad de tu altura.

Capítulo 7

Cómo gestionar el trabajo por turnos y el *jet lag*

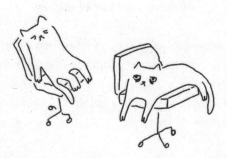

He dirigido buena parte de este libro a las personas que duermen y despiertan siguiendo un patrón normal, es decir, quienes se acuestan en la noche y despiertan en la mañana. Pero cada vez crece más el sector de la población que no lo hace. Trabajan de noche y, si es posible, duermen de día. Los desafíos de estos trabajadores son particulares.

Los seres humanos no estamos diseñados para trabajar así. Nuestros ancestros remotos despertaban al amanecer, cazaban o recolectaban, pasaban buena parte del día fuera y se resguardaban en sus cuevas para tener sexo o dormir. Los movimientos del sol regían sus vidas, y más aún, sus relojes biológicos.

Pero en el siglo xx se popularizaron la luz eléctrica y el motor de propulsión, lo que marcó profundamente nuestros relojes circadianos.

Con el motor de propulsión podíamos desplazarnos al otro lado del mundo en 24 horas, demasiado rápido para que se adaptaran nuestros primitivos relojes circadianos. Con la creación de luz artificial intensa una cifra importante de la población (casi 20%) empezó a trabajar de noche, manteniéndose activos mientras sus relojes biológicos pedían a gritos dormir.

El *jet lag* y el trabajo nocturno comparten muchas características. En ambos casos, el reloj biológico no está sincronizado con el mundo exterior y las consecuencias son desafortunadas.

En el caso del *jet lag*, el efecto puede ser desagradable, pero es de corto plazo (a menos que viajes mucho). En cambio, el trabajo nocturno puede cambiar la vida de quienes se dedican a él. Por fortuna, hay estrategias para hacerlo más llevadero. Iniciaré con el *jet lag*.

Cómo sortear el *jet lag*

Volar mucho es malo para el planeta y tampoco es bueno para el cerebro. Un estudio puso a varias hembras de hámster en un régimen de *jet lag* breve y descubrió lesiones en el hipocampo, la zona cerebral importante para el aprendizaje y la memoria.[71] Estos efectos persistieron semanas después de que estos animales regresaran a su patrón de sueño normal.

El *jet lag* puede provocar que hagas tonterías. Es célebre la ocasión en la que el ex presidente de Estados Unidos, George W. Bush, quiso culparlo por una vergonzosa conferencia de prensa en Pekín, de la que intentó salir antes de tiempo por una puerta a todas luces cerrada. Después de jalar la puerta varias veces, reconoció ante la prensa que obviamente había intentado huir sin éxito.

Nunca he hecho algo así de vergonzoso en público, aunque una vez sí salí de mi cuarto de hotel en la noche, semidesnudo, creyendo que iba al baño. Para cuando me di cuenta, se había cerrado la puerta y tuve que bajar a escondidas a la recepción a pedir otra llave.

Como el *jet lag* resulta del desequilibrio entre el reloj interno y la nueva zona horaria, los viajes que causan los estragos más brutales son los que implican cruzar varias zonas horarias. En mi caso, implica viajar a países como Australia o Estados Unidos, lo que tengo que hacer con frecuencia por negocios.

Antes de saber cómo lidiar con el *jet lag*, me causaba entorpecimiento, hambre y mal humor, con antojo extremo de carbohidratos día y noche.

La buena noticia es que puedes hacer cosas para reducir su efecto. Pero debes planearlas con antelación.

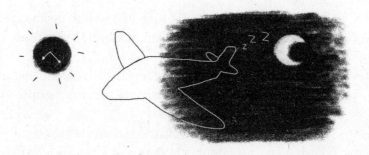

Somníferos y melatonina

Si no los estás tomando ya, consulta con tu médico general para que te recete somníferos y melatonina. Aunque los médicos no suelen recetar somníferos a largo plazo, son más comprensivos si necesitas un remedio para el *jet lag*, yo tomo zopiclona.

Como ya mencioné en la página 80, la melatonina es una hormona importante para resetear el reloj interno. Una revisión de Cochrane[72] de nueve estudios en los que participaron casi 1,000 personas concluyó que: "la melatonina es sumamente efectiva para prevenir o reducir el *jet lag* y el uso a corto plazo parece ser seguro. Se debería recomendar a viajeros adultos que cruzan cinco o más zonas horarias, en especial hacia el este, y sobre todo si han padecido *jet lag* en viajes previos. Quienes cruzan de 2 a 4 zonas horarias también pueden tomarla si es necesario".

Me parece muy convincente pues, cuando se trata de estudiar evidencia médica, las revisiones de Cochrane son las más prestigiosas.

La dieta Argonne

Se trata de un método para combatir el *jet lag* que el ejército de Estados Unidos utiliza ampliamente. Fue creado en la década de 1980 por el doctor Charles Ehret, investigador del Laboratorio Nacional Argonne, en Chicago. El doctor Ehret, experto en ritmos circadianos, descubrió que si tres días antes de volar alternas entre el ayuno y comer abundantemente puedes reiniciar tu reloj interno rápidamente. Su régimen era sencillo.

- El primer día haces ayuno, ingiriendo únicamente 800 calorías. Encontrarás recetas adecuadas en mi libro *The Fast 800* o bien en mi sitio, thefast800.com.
- El segundo día, comes en abundancia, un desayuno abundante en proteínas, una comida cuantiosa y cenas temprano. No tomes café después de las 5 p.m.
- El tercer día, uno antes de viajar, consumes sólo 800 calorías.
- El día del viaje, no rompas el ayuno hasta que sea hora del desayuno en tu destino. En otras palabras, si estás en Londres y viajas a Nueva York, tu primera comida del día deberá ser a las 8 a.m., hora de Nueva York (1 p.m. hora de Londres). Si viajas de Londres a Australia, la primera comida será a las 8 a.m., hora de Sídney (7 p.m. de Londres).

¿Funciona? En 2002, el ejército de Estados Unidos decidió ponerla a prueba.[73] Dividieron a 186 soldados que viajaban a Corea del Sur para labores militares en dos grupos, la mitad siguió la dieta Argonne, la otra mitad comió normalmente. Resultó que quienes la siguieron sufrieron siete y media veces menos *jet lag* a diferencia de los que siguieron una dieta normal.

La versión rápida de la dieta Argonne

Si suena difícil, existe una versión simplificada que desarrollaron investigadores del Centro Médico Beth Israel Deaconess en Boston, y es la que acostumbro a seguir.

La idea es muy sencilla: haces un ayuno breve el día de tu viaje. Se basa en el hecho de que al igual que la luz y la oscuridad, lo que comes tiene un efecto potente a la hora de sincronizar tu reloj corporal. Cuando estás "en ayuno", debes tomar mucha agua y té herbal, nada de alcohol ni cafeína. A continuación, un ejemplo de lo que hago para minimizar el *jet lag*, a partir de extensa experiencia personal y muchas pláticas con personal aéreo y expertos en el sueño.

1. El día del viaje

Lo primero: no olvides tu antifaz, tapones de cera para los oídos, una botella vacía, audífonos que cancelan el ruido, una almohada inflable para viajes y un buen libro.

Si mi destino es Nueva York —cinco horas más que Reino Unido—, me gusta reservar un vuelo por la tarde. Cuando despierto, no desayuno y procuro no comer nada hasta la 1 p.m. (8 a.m., hora de Nueva York).

En el aeropuerto pongo mi reloj a la hora de Nueva York y camino mucho. Hago sentadillas, lagartijas y tríceps en los asientos. También tomo mucha agua. No tomo alcohol ni café, ni en el aeropuerto ni en el avión.

Si vuelo a la 1 p.m., como algo ligero en el avión y ceno alimentos ricos en proteínas llegando al hotel (como a las 6 p.m.). Me duermo a las 9 p.m. después de tomar melatonina y un somnífero.

2. La mañana siguiente

Despierto a eso de las 6 a.m. y cuando amanece, salgo a caminar 30 minutos (o a correr, si tengo energía). En parte para hacer un poco de ejercicio, pero sobre todo para que me dé la luz del sol. Después desayuno una comida rica en proteínas (un omelet o huevos revueltos) y empiezo mi día.

Tomo melatonina la segunda noche, y a veces un somnífero. Lo normal es que al cabo de uno o dos días, ya no me hagan falta para dormir.

3. De vuelta a casa

Cuando regreso a Londres de Estados Unidos, reservo un vuelo por la noche, después de comer bien a las 2 p.m. No ceno en el avión e intento dormir con ayuda de melatonina y un somnífero. Tampoco desayuno durante el vuelo.

Cuando llego a casa después de 14 horas en ayuno, desayuno. Salgo a caminar o correr para despertar. Como ligero, ceno alimentos ricos en proteínas, y me duermo a la hora de siempre, después de tomar melatonina y un somnífero. Esto suele hacer maravillas.

Preguntas y respuestas

¿Por qué es más difícil volar al este que al oeste?
En gran medida porque es más fácil desvelarse y dormirse más tarde de lo habitual, en vez de acostarse más temprano. Si vuelas del oeste, digamos de Londres a Nueva York, y llegas a tu destino a las 9 p.m., debería ser fácil dormirte porque para tu reloj interno son las 2 a.m.

Si viajas del este, de Nueva York a Reino Unido, quiere decir que cuando sean las 11 p.m. en Londres tu cuerpo te dirá que apenas son las 6 p.m., ¿por qué carajo te irías a acostar? En ese caso, sí necesito tomar un somnífero.

¿Y las siestas?
En lo personal, no duermo siestas porque necesito acumular sueño para conciliarlo y mantenerme dormido. Si a ti te benefician, perfecto, pero cuida que no excedan 40 minutos.

Cómo gestionar el trabajo nocturno

Si el *jet lag* es desagradable, el trabajo nocturno puede ser mortal. Existe una lista extensa de las cosas horribles que el trabajo prolongado o nocturno puede hacerle al cuerpo humano, como mayor riesgo de enfermedades cardiacas, diabetes tipo 2, cáncer, obesidad, menopausia precoz, depresión y divorcio.

Según una estadística asombrosa en Estados Unidos, más bomberos mueren en accidentes de tránsito e infartos que en incendios. Aunque es probable que los bomberos (como la mayoría de los trabajadores nocturnos o de emergencias) padezcan algún trastorno serio del sueño, pocos lo saben.

Un estudio que se realizó a 7,000 bomberos estadunidenses descubrió que 37% padecía por lo menos un trastorno serio; el más común era apnea obstructiva del sueño.[74] La inmensa mayoría de ellos (80%) no estaba diagnosticado y no sabía que en consecuencia, duplicaba el riesgo de padecer alguna enfermedad cardiaca o diabetes. También eran tres veces más propensos a padecer depresión y ansiedad. Un estudio similar, cuyo objeto fueron los policías estadunidenses, arrojó resultados parecidos, casi 40% de ellos tenían serios problemas de insomnio.[75]

¿Cómo es su vida? Mientras escribía este libro tuve una conversación fascinante con Joe, un hombre de 48 años que ha sido bombero desde hace 18. Como muchos bomberos en Reino Unido, trabaja dos turnos y descansa dos. El diurno es de 9 a.m. a 6 p.m., y el nocturno, de 6 p.m. a 9 a.m. Cuando trabaja por la noche, tiene oportunidad de dormir un poco, pero es impredecible y siempre hay mucho ruido en la estación.

A Joe le gusta comer bien, por lo que cuando le toca el segundo turno, trata de comer sano. Lleva sus comidas ricas en proteína, como huevo cocido, salmón ahumado y aguacate. En la estación hay cafetería, pero sirven sobre todo pastas y otros alimentos pesados y con muchos carbohidratos.

A diferencia de la mayoría de sus compañeros, que tienen la costumbre de comer colaciones, Joe intenta no comer nada hasta la hora de la comida del día siguiente. Lleva muchos años siguiendo la alimentación de tiempo restringido (TRE) y se ha dado cuenta de que cuando come de madrugada, se siente aletargado.

Si las cosas están tranquilas, el equipo puede dormir en un dormitorio, pero si se activa la alarma deben estar de pie y fuera del edificio en 90 segundos. Así que Joe duerme ligero, medio despierto, anticipando el sonido de la alarma: "siempre despierto con el chasquido suave que precede la activación de la alarma".

Cuando regresa a casa después de un turno nocturno, prefiere no dormir, porque despierta cansado y de malas. Para sobrellevarlo hace mucho ejercicio. Con los años, cada vez le cuesta más trabajar por la noche.

Lo que me asombró cuando conversé con bomberos como Joe, policías, enfermeras y paramédicos, es que nadie recibe consejos puntuales para sobrellevar este tipo de trabajo. Deben arreglárselas solos.

Mi hijo, Jack, también trabaja dobles turnos. Es médico residente y cada quincena tiene que hacer guardias nocturnas, de 9 p.m. a 9 a.m. Jack duerme una siesta en la tarde antes de trabajar y cena temprano. También lleva comida al hospital para comer antes de media noche, porque la única alternativa es lo que ofrece la máquina expendedora. Al

igual que Joe, practica la TRE, procura no comer nada entre medianoche
y las 9 a.m., cuando sale del trabajo. Toma mucha agua y té.

También se lleva un *sleeping* (*o bolsa de dormir*) al hospital y según
lo ajetreada que esté la noche, a veces duerme un poco en el piso de la
oficina. Cuando duerme una siesta breve por la madrugada se siente
menos cansado de regreso a casa, después de hacer guardia.

¿Qué puedes hacer para contrarrestar los efectos del trabajo nocturno?

En años recientes, se han realizado numerosos estudios que han reve-
lado ciertas cosas.[76]

Si eres empleador:

1. Los empleados mayores de 45 años tienen menos capacidad
   de adaptarse al trabajo nocturno y los efectos en sus cuerpos
   y cerebros es mayor. También conversé con Dave, guardia de
   seguridad nocturno, que depende de Red Bull, comida chatarra y cigarros para mantenerse despierto. Está en sus cincuenta
   y ha subido 15 kilos desde que empezó a trabajar en las noches,
   hace dos años. Tiene diabetes tipo 2, presión sanguínea elevada,
   apnea del sueño y duerme cinco horas. No es sorpresa que a
   menudo se quede dormido en el trabajo.
2. Si estás organizando los turnos de tus empleados ten en cuenta
   el cronotipo de cada uno. De ser posible, asignas a las alondras
   en el turno matutino y a los búhos durante el turno nocturno.
3. Si tus empleados tienen que rotar turnos, siempre debe seguir
   las manecillas del reloj (es decir, empezar por las mañanas, después las tardes y luego las noches), porque es mucho más fácil
   adaptarse así que a turnos azarosos o en sentido opuesto de las
   manecillas.
4. Procura tener un espacio para que los empleados duerman una
   siesta corta, incluso si son sólo 20 minutos. En Nueva Zelanda
   se realizó un estudio a ingenieros que demostró que dormir
   una siesta de 20 minutos durante el turno nocturno mejoró

significativamente su rendimiento.[77] Mientras tanto, un estudio que se realizó a enfermeras estadunidenses reveló que con una siesta de 20 minutos se sentían menos somnolientas cuando manejaban de regreso a casa. Este estudio también mostró que los directores de hospital que no trabajan turnos nocturnos se muestran reacios a permitir que el personal duerma siestas.

Si eres empleado:

1. Antes de empezar tu turno nocturno, duerme una buena siesta. Existe evidencia que señala que si trabajas un turno nocturno, por ejemplo, de 11 p.m. a 7 a.m., es mejor dormir en la tarde (de 2 p.m. a 9 p.m.) en vez de en la mañana (de 8 a.m. a 3 p.m.). En un estudio,[78] trabajadores que durmieron en la tarde cometieron menos errores que los que lo hicieron por la mañana.

   Si vas a manejar despierta por lo menos una hora antes de salir de tu casa, pues puedes tardar todo ese tiempo para estar completamente alerta.

   Empaca una bolsa con alimentos y bebidas sanas. La comida de las máquinas expendedoras suele tener exceso de azúcar, grasa saturada y sal, y poca fibra y nutrientes. Cuando consumes comida chatarra, ingieres todas esas calorías y dentro de poco vuelves a tener hambre. Además, cuando comes de noche, al organismo le cuesta trabajo digerir, por lo que guardarás estas calorías vacías en el sistema más tiempo. Procura cenar antes de medianoche, y si no puedes pasar la noche sin comer nada más, las nueces, manzanas y peras sirven muy bien de refrigerio.

   Lleva una botella de agua fría. No tomes bebidas con gas ni cafeína.

2. En el trabajo, durante las primeras horas del turno nocturno, asegúrate de exponerte a la luz brillante. Si tu lugar de trabajo no está bien iluminado, lleva una caja de fototerapia y enciéndela 20 minutos. Es mucho más efectiva y saludable que tomar cafeína.

   Prueba la TRE. Existe mucha evidencia que señala que comer cuando el organismo cree que es hora de dormir es muy malo para el corazón. Actualmente se están realizando varios estudios a gran escala en Estados Unidos y Australia que analizan los beneficios de limitar las horas de comida durante un turno nocturno. Por ejemplo, investigadores de la Universidad de Monash sugieren que evitar comer entre 1 a.m. y 6 a.m., reduce el riesgo de desarrollar enfermedades cardiovasculares.[79]

Si tienes la oportunidad, y hay un espacio adecuado, duerme una siesta de 20 a 40 minutos durante tu turno.

3. Cuando vuelvas a casa después de un turno nocturno, procura compartir coche, usar el transporte público, caminar o usar la bici. Si debes manejar, puede ser práctico dormir una siesta breve antes de iniciar tu camino.

En el trayecto, prueba usar lentes de sol. La idea es evitar la luz solar en la medida de lo posible.

Algunas personas se acuestan al llegar a casa, y si tienes familia, tiene sentido porque a esa hora estarán en la escuela. No obstante, investigaciones actuales sugieren hacerlo por la tarde.

Para dormir bien, probablemente necesites tapones para los oídos, ruido blanco, un antifaz y poner un letrero en la puerta bien claro de "No molestar". También sigue las recomendaciones de higiene del sueño del capítulo 4, por ejemplo, dormir y despertar a la misma hora todos los días, respetar una rutina estricta para irse a dormir, no tomar cafeína ni alcohol antes de dormir, etcétera.

¿La melatonina funciona?

La respuesta corta es sí. Los revisores de Cochrane concluyeron que cuando los trabajadores nocturnos consumían melatonina en la noche, dormían 24 minutos más.

¿Todos los trabajadores nocturnos sufren?

No, algunas personas sobrellevan bien ese tipo de jornadas, pero para las mujeres y las personas mayores es más difícil adaptarse. Además de los estragos en el organismo, también afecta tu vida personal. Si tu pareja o tú trabajan turnos nocturnos, es seis veces más probable que se separen que si ambos trabajaran de día.[80]

Las tasas de divorcio tan altas se explican, en parte, porque para los trabajadores nocturnos es difícil participar en la vida o eventos familiares "normales".

Sue, una enfermera que trabaja de noche, me contó: "Trabajar de noche implica tener tiempo en casa, de día, muy práctico para ir al banco o al súper. El problema es que la mayoría de los eventos escolares, obras o reuniones con maestros, se realizan en las tardes. Mi esposo es paramédico, también trabaja de noche. Tenemos la costumbre de dejarnos recados en la cocina, pero a veces me da la impresión de que pasan días sin que hablemos con calma".

Quienes no se adaptan pueden desarrollar trastorno de sueño por turno laboral, los síntomas incluyen:

- Sueño excesivo, dentro y fuera del trabajo.
- Dificultad para concentrarse.
- Dificultad para quedarse dormido y despertar muy cansado.
- Depresión o mal humor.
- Dificultad para relacionarse con amigos y familia.

Si eres trabajador nocturno y crees padecer este trastorno y ninguna de mis sugerencias te ha ayudado, consulta a tu médico. Quizá te recete somníferos, melatonina o modafinilo, un medicamento que promueve el estado de alerta. Se utiliza para tratar a pacientes con narcolepsia, un trastorno cerebral muy raro que causa que las personas se queden dormidas de repente en momentos inesperados. He entrevistado a personas que lo padecen y me han contado anécdotas extraordinarias de quedarse dormidos en una montaña rusa, cenando e incluso cabalgando.

Estudios han demostrado que tomar 200 mg de modafinilo una hora antes de un turno nocturno puede mejorar enormemente el rendimiento sin alterar el sueño al día siguiente,[81] fomenta el estado de alerta y reduce las alteraciones en las funciones cognitivas entre personas que padecen trastorno de sueño por turno laboral.

La venta del modafinilo requiere receta médica, pero tiene muchos más efectos secundarios que la melatonina. Pese a ello, se emplea ilegalmente como potenciador cognitivo. Es particularmente popular entre universitarios; estudios sugieren que hasta 20% de ellos la toman en épocas de exámenes. Sin embargo, tomar modafinilo para mejorar los resultados de los exámenes resulta contraproducente. Se realizó un estudio a voluntarios saludables y los resultados mostraron que quienes tomaron modafinilo obtuvieron peores resultados en pruebas cognitivas y de la memoria que los que tomaron píldoras placebo.[82]

Hace unos años tomé modafinilo, como parte de un experimento de insomnio, y sin duda me mantuvo bien despierto. No obstante, como ya mencioné, tiene muchos efectos secundarios. Uno de ellos es presentar una reacción alérgica, lo cual me ocurrió. Desarrollé una reacción tan severa que tuve que ir al hospital, en donde me administraron una buena dosis de esteroides para apagar el sistema inmunológico. En retrospectiva, es uno de los experimentos más terribles que he hecho, así que nunca más.

Resumen

- Los problemas con el *jet lag* o el trabajo nocturno se deben a que el reloj circadiano no está sincronizado con el mundo exterior. Intentas dormir y el reloj corporal te dice que despiertes y viceversa.
- Puedes paliar el *jet lag* si sigues la dieta Argonne o una versión modificada que implica hacer ayuno catorce horas.
- La regla es no comer hasta que sea hora de desayunar en tu destino. Hacerlo te ayudará a que tu cuerpo se adapte más rápido a la hora local.
- Es más difícil tratar el trabajo nocturno, pero hay cosas que pueden ayudar, como dormir antes de ir a trabajar y practicar la TRE en el trabajo.

BUENAS NOCHES

El insomnio es un trastorno serio que afecta a cientos de millones de personas en todo el mundo. En años recientes los estragos de la falta de sueño y el trabajo por turnos en nuestro cerebro y el organismo han despertado cada vez más interés. La industria del sueño es enorme y crece rápido, sin embargo, pocos de sus productos funcionan.

Los métodos que detallé en este libro tienen respaldo científico sólido y estoy seguro de que ayudará a la mayoría que tenga problemas para dormir. Si llevas muchos años padeciendo insomnio, como yo, resolverlo será más complicado que si has pasado una que otra mala noche, ¡pero es posible!

Si pese a seguir el programa sigues teniendo dificultades, vale la pena consultar a tu médico.

Quienes son insomnes desde hace tiempo corren mayor riesgo de que sucesos estresantes les provoquen más insomnio. No necesariamente sucede, pero si es así, no te preocupes. Repite el programa y dentro de poco retomarás las riendas. ¡Buena suerte! Te invitamos a visitar nuestra página fast-asleep.com.

RECETAS

Dra. Clare Bailey y Justine Pattison

Como médico general, me sorprende la cantidad de pacientes que reportan dormir mejor cuando siguen mis consejos y empiezan a seguir una dieta mediterránea, reducida en carbohidratos y rica en fibra. En parte se debe al efecto que tiene en las medidas de sus cinturas y cuellos y, por lo tanto, en sus ronquidos. Pero también por un factor que la mayoría desconoce: el cambio en la alimentación tiene un efecto en el microbioma.

Hemos elegido con minucia estas recetas para incrementar los nutrientes y la ingesta de fibra en beneficio del microbioma, para que éste te cuide.

Dra. Clare Bailey

Nota: todas las cuentas calóricas equivalen a una porción.

DESAYUNO Y ALMUERZO

Estos desayunos se preparan muy fácil, son satisfactorios y ricos. Para que empieces la mañana con energía.

Uvas negras con yogurt y almendras

Los cultivos vivos del yogurt son buenos para el intestino y las uvas tienen resveratrol, con propiedades antiinflamatorias. Por eso es el desayuno ideal para empezar el día.

Porciones: 1 — 255 calorías

100 g de yogurt griego entero o yogurt vegetal
50 g de uvas negras o rojas sin semillas y partidas a la mitad
10 g de almendras fileteadas, tostadas
1 cucharadita de miel líquida (opcional)

1. Sirve el yogurt en un tazón. Acompaña con las uvas y las almendras,
   pon un chorrito de miel (si es el caso) y listo.

Sugerencia: si no encuentras almendras tostadas, tuéstalas en casa.
Espárcelas en un sartén seco y tuéstalas 2-3 minutos a fuego medio, sin
dejar de mover, hasta que adquieran un tostado ligero.
   Si el desayuno es para llevar, guarda los ingredientes en un recipiente con tapa y refrigera hasta consumirlo.

Malteada de avena y nueces

Una deliciosa malteada cremosa auxiliar para reducir el colesterol, así como fuente de nueces saludables.

Porciones: 2 — 295 calorías

40 g de nueces de la India naturales (sin sal, sin tostar)
4 cucharadas (unos 25 g) de avena en hojuelas tradicional
350 ml de leche entera o vegetal
1 cucharadita de jarabe de maple
¼ cucharadita de canela molida

1. Coloca las nueces en un tazón y cubre con agua fría. Remoja en el refrigerador 4-6 horas, para que se ablanden. Si tienes una licuadora potente, sáltate este paso.
2. Escurre las nueces y coloca en la licuadora. Añade la avena, la leche, el jarabe de maple, la canela y licúa hasta que quede bien integrado, añade un chorrito más de leche si es necesario (también puedes licuarla en licuadora de inmersión o procesador de alimentos).
3. Sirve en dos vasos y listo.

Avena rosada fría

Ah, la alegría de entrar a la cocina y poder comer al instante este desayuno cremoso. También es excelente fuente de fibra.

Porciones: 2 — 330 calorías

1 manzana pequeña rallada de forma gruesa
100 g de mezcla de moras congeladas; frescas, si es temporada
50 g de hojuelas de avena tradicional
25 g de almendras fileteadas y tostadas
8 chabacanos deshidratados de corte grueso
75 g de yogurt griego entero o yogurt vegetal
100 ml de leche entera o vegetal

1. Coloca la manzana en un tazón grande y agrega las moras congeladas, la avena, las almendras, los chabacanos, el yogurt y suficiente leche para que adquiera una consistencia cremosa (irá espesando). Tapar y refrigerar unas horas o toda la noche.
2. Para servir, divide en dos tazones pequeños (si lo llevas al trabajo, en dos recipientes con tapa) y de ser necesario, añade más leche. Se conserva hasta dos días en el refrigerador.

Sugerencia: si no encuentras almendras tostadas, consulta la página 153 para tostarlas en casa.

Huevo revuelto con *kimchi*

Este es el desayuno favorito de Michael, y un potente estimulante de un microbioma saludable que mejora el sueño.

Porciones: 2 — 345 calorías

> 15 g de mantequilla u aceite de oliva
> 4 huevos grandes bien batidos
> 2 rebanadas de pan de masa madre con semillas (unos 40 g por rebanada)
> 50 g de *kimchi* (col encurtida coreana, véase la sugerencia) y *sauerkraut*

1. Derrite la mantequilla o calienta el aceite en un sartén mediano antiadherente.
2. Añade los huevos, sazona con sal de mar y pimienta recién molida, cocina a fuego lento entre dos y tres minutos, revuelve, hasta que se cueza ligeramente.
3. Mientras, tuesta el pan y acomoda en dos platos. Coloca encima el huevo revuelto y acompaña con el *kimchi* o *sauerkraut*.

Sugerencia: encuentras *kimchi* en tiendas de especialidad o bien, elabora el tuyo con la receta de *The Fast 800* (página 241).

Muffins salados de camote con queso feta

Disfruta como desayuno o almuerzo con una ensalada grande, recién salidos del horno o fríos al día siguiente. La cáscara del camote tiene muchos nutrientes y fibra, no lo peles para aprovecharlos y ahorrar tiempo.

Porciones: 6 — 335 calorías

   5 cucharadas de aceite de oliva o semilla de uva, más un chorrito
      para engrasar el molde
   1 camote (de unos 225 g) bien lavado y cortado en cuadritos de 1 cm
   1 cebolla mediana picada gruesa
   1 cucharada de hojas de tomillo fresco (o ½ cucharadita de tomillo
      seco)
   100 g de almendras molidas
   50 g de harina de trigo integral con levadura
   ½ cucharadita de polvo para hornear
   1 huevo grande
   125 ml de leche entera
   100 g de queso feta o de cabra cortado en cuadritos de 1 cm
   25 g de queso parmesano rallado fino

1. Precalienta a 220°C (horno eléctrico) o 200°C (horno de gas). Engrasa un molde antiadherente para 6 muffins.
2. Esparce el camote en la charola para hornear. Agrega 1 cucharada de aceite, sazona con sal de mar y pimienta negra recién molida, hornea 10 minutos.
3. Saca del horno y voltea el camote. Añade la cebolla y las hojas de tomillo y mete al horno. Hornea 15-20 minutos más, o hasta que el camote y la cebolla se ablanden y se doren un poco.
4. Mientras, coloca las almendras molidas, la harina y el polvo para hornear en un tazón, agrega el aceite restante, el huevo y la leche. Bate.

5. Añade las verduras rostizadas a la mezcla y vierte en el molde para muffins. Espolvorea el queso feta o de cabra y el queso parmesano rallado. Hornea 20-25 minutos hasta que esponjen y se doren ligeramente. Cómelos tibios o fríos.

Sugerencia: si el molde para muffins no es antiadherente, forra con papel para encerar.

COMIDAS LIGERAS

La mayoría de estas comidas ligeras tienen pocas calorías, también es fácil y rápido prepararlas. Son perfectas para un almuerzo ligero y aportan mucha fibra en beneficio de los microbios.

Sopa de coliflor y pimientos rojos asados

Sopa cremosa, llena de fibra soluble y con mucho sabor. Para una comida más sustanciosa, añade migajas de queso azul o semillas tostadas.

Porciones: 5-6 — 1320 calorías

> 3 cucharadas de aceite de oliva extra virgen
> 1 cebolla grande picada gruesa
> 4 ramas de apio en rebanadas delgadas
> 1 diente de ajo en rebanadas delgadas
> 1 coliflor mediana (aproximadamente 450 g) cortada en trozos de
>   3 cm, incluido el tallo.
> 175 g de pimiento rojo asado en conserva, sin líquido
> 1.5 litros de caldo de pollo o verdura natural (o hacerlo con 1½
>   cubos)
> Un puñito de perejil o cilantro fresco picado grueso, para servir
>   (opcional)

1. Calienta el aceite en una olla grande y sofríe la cebolla y el apio 5 minutos o hasta que se ablanden y empiecen a dorar, revuelve.
2. Agrega la coliflor, pimientos y caldo y cuando empiece a hervir, baja la flama, tapa y deja cocer 20 minutos o hasta que la coliflor se ablande, revuelve de vez en cuando.
3. Retira del fuego y licua hasta obtener la consistencia de crema (puedes usar un procesador).
4. Sazona con sal de mar y pimienta negra recién molida. Devuelve la mezcla a la estufa, sin dejar de mover, añade un poco más de agua si es necesario y sirve caliente.

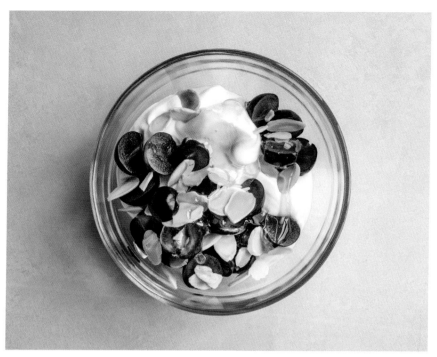

Uvas negras con yogurt y almendras (p.153)

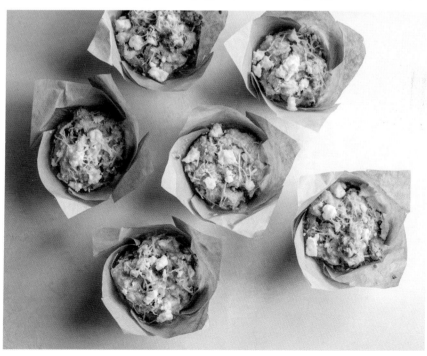

Muffins salados de camote con queso feta (p.157)

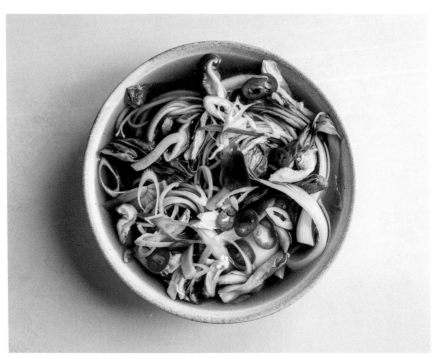

Tallarines con pollo y *bok choy* (p.163)

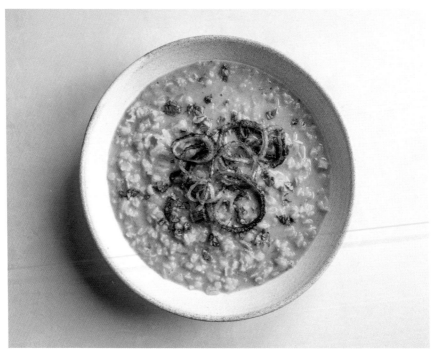

Sopa de lentejas con curry y cúrcuma (p.165)

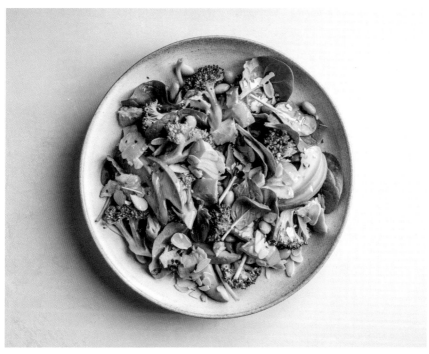

Ensalada de salmón del Dr. Tim (p.168)

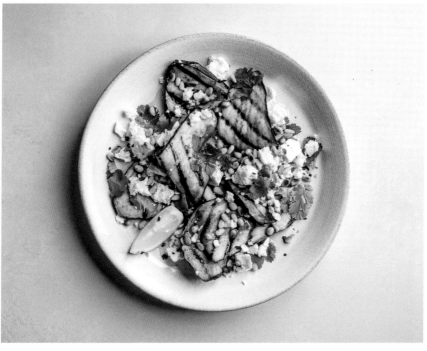

Berenjena a la plancha con queso feta y piñones (p.170)

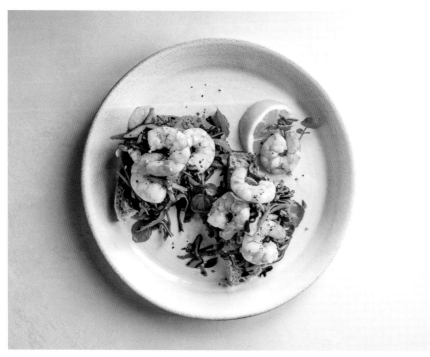

Camarones pacotilla y ensalada de col morada con pan de masa madre (p.179)

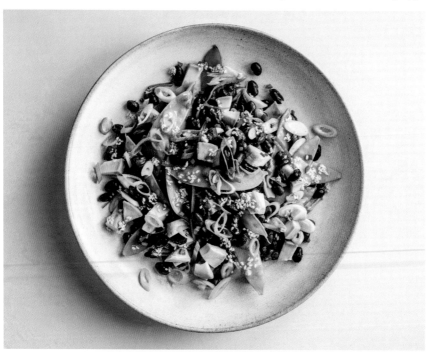

Ensalada de frijoles negros con aguacate y limón (p.181)

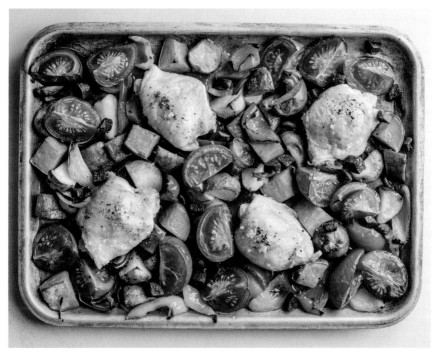

Pollo y verduras al horno (p.190)

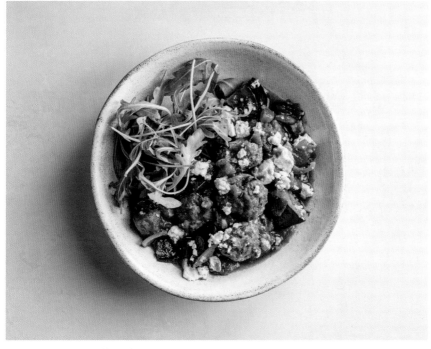

Albóndigas con queso feta y berenjena (p.192)

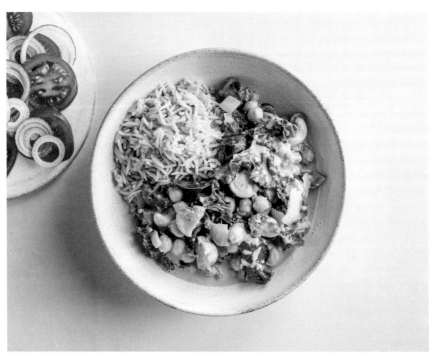

Curry de champiñones, garbanzos y kale (p.193)

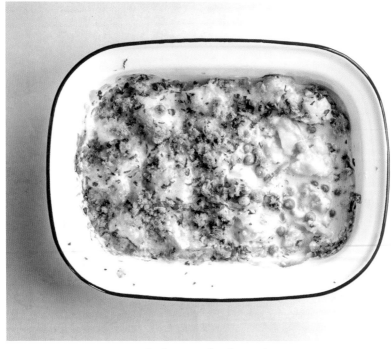

Gratín de pescado ahumado (p.197)

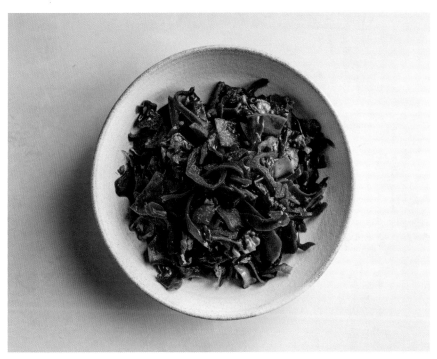

Guiso de col morada con nueces de Castilla y manzana (p.203)

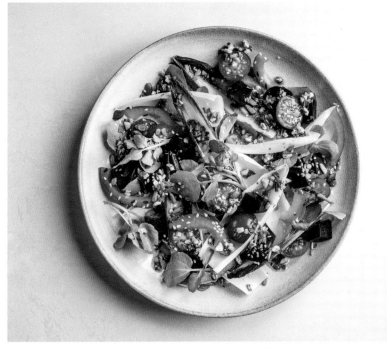

Ensalada arcoíris con semillas (p.205)

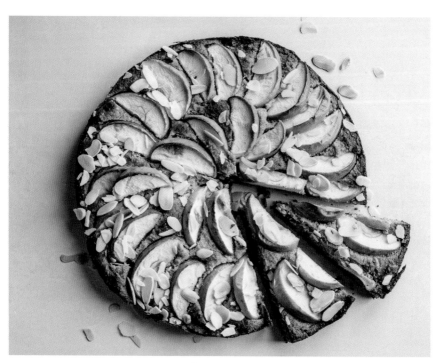

Panqué de manzana (p.209)

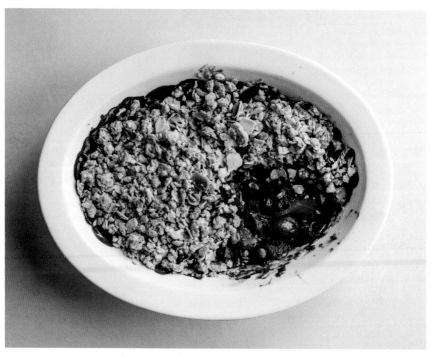

Crocante de moras y nueces (p.212)

Sopa de alcachofas de Jerusalén

Esta sopa es la manera perfecta de disfrutar una verdura con mucha fibra y que además mejora el sueño. Deja la cáscara para aprovechar los nutrientes. Si no estás acostumbrado a comer alcachofas de Jerusalén, empieza con porciones pequeñas pues el contenido de fibra puede provocar gases.

Porciones: 4 — 325 calorías

4 cucharadas de aceite de oliva extra virgen
2 cebollas medianas finamente picadas
2 dientes de ajo machacados
800 g de alcachofas de Jerusalén bien lavadas y en rebanadas de 1 cm
750 ml de caldo de pollo o verdura natural (o hacerlo con 1 cubo)
4 cucharadas de semillas tostadas (unos 40 g)

1. Calienta el aceite en una olla grande. Agrega la cebolla, el ajo y las alcachofas, tapa y cocina a fuego lento 15 minutos o hasta que las verduras se reblandezcan, mueve de vez en cuando.
2. Añade el caldo y cuece hasta que empiece a hervir. Destapa y deja cocer 5 minutos sin dejar de mover.
3. Retira la olla del fuego y licua hasta obtener la consistencia líquida (o bien, utiliza un procesador).
4. Sazona con sal de mar y pimienta negra recién molida al gusto. Devuelve a la estufa y sirve caliente, espolvorea con las semillas.

Sugerencia: tuesta las semillas en un sartén a fuego medio 2-3 minutos, o hasta que se doren, sin dejar de mover. Para una sopa más intensa, al recalentar, agrega un poco de leche entera o crema.

Esta sopa se congela estupendamente, así que puede durar más que un par de días.

Caldo de pollo antiinflamatorio estilo chino

Este caldo de pollo reconfortante para el intestino también tiene muchos nutrientes vitales. Lo puedes disfrutar como caldo claro o en una versión más abundante (pág. 163) con fibra, verdura y proteína.

Porciones: 4 (1.5 litros) — 170 calorías

> 500 g de alas de pollo o huesos de pollo rostizado, o ambos
> 1 cebolla en cuartos
> 1 zanahoria mediana bien lavada y rebanada
> 2 ramas de apio en rebanadas de 2 cm
> 4 dientes de ajo partidos a la mitad
> 50 g de jengibre fresco pelado y finamente rebanado
> ½ cucharadita de sazonador estilo oriental

1. Coloca las alas en un sartén grande con la cebolla, zanahoria, apio, ajo, jengibre y sazonador (si estás usando pollo rostizado, quítale la piel, desmenúzalo y refrigéralo en un recipiente y echa los huesos al sartén). Agrega 2 litros de agua fría hasta cubrir los ingredientes y tapa.
2. Calienta a fuego lento (el agua apenas debe hervir) y cocina mínimo 4 horas, pero si tienes tiempo, 6. Retira la espuma del caldo si es necesario.
3. Cuela el caldo en un tazón grande o una olla y retira los huesos. Sirve el caldo con el pollo que reservaste. Deja enfriar por completo antes de meter al refrigerador o al congelador.

Sugerencia: puedes preparar el caldo en una olla de cocción lenta, varias horas o toda la noche. Consulta el instructivo para saber la cantidad de agua.

Tallarines con pollo y *bok choy*

El *bok choy* es una fuente extraordinaria de fibra soluble, al igual que los hongos y el cebollín. Nos encanta esta receta como comida ligera y sencilla, y nos recuerda a los puestos de comida del sureste asiático.

Porciones: 4 — 245 calorías

1.5 litros de caldo de pollo antiinflamatorio estilo chino (página 162) o 1.5 litros de agua y 1½ cubos de caldo de pollo o verdura

150 g de tallarines secos de trigo o trigo sarraceno

150 g de hongos (cualquiera, pero los *shiitake* o setas chinas quedan muy bien) rebanados

100-200 g de pollo cocido desmenuzado

4 cebollines rebanados

4 *bok choy* pequeños finamente rebanados

1 cucharada de aceite de ajonjolí

1 chile rojo finamente rebanado o ½ cucharadita de hojuelas de chile seco

1-1½ cucharadas de salsa de soya

1. Vierte el caldo en una olla grande y agrega los tallarines, hongos, pollo, cebollín, *bok choy*, aceite y chile. Cocina a fuego lento 3 minutos o hasta que los tallarines estén listos.
2. Sazona con salsa de soya.

Caldo de tofu, poro y *kimchi*

Esta exótica sopa de tallarines de inspiración coreana incluye los beneficios del *kimchi* fermentado.

Porciones: 2 — 320 calorías

1 cucharada de aceite de ajonjolí
1 poro mediano finamente rebanado
2 dientes de ajo machacados
50 g de *kimchi*
100 g tallarines de trigo o soba
500 ml de caldo de verduras o pollo, caliente (si lo quieres preparar, ve a la página 162 o utiliza agua hirviendo y 1 cubo de caldo)
150 g de tofu suave en cubitos de unos 2 cm
2 cebollines finamente rebanados
1 chile rojo finamente rebanado
Un puño de cilantro fresco picado grueso, para servir.
Salsa de soya al gusto

1. Calienta el aceite en una olla y fríe el poro 3 minutos. Agrega el ajo y el *kimchi* y cocina 1 minuto sin dejar de mover.
2. Aparte, cuece los tallarines 3-4 minutos o según las instrucciones.
3. Vierte el caldo en la olla con la mezcla de poro y hierve a fuego lento. Añade el tofu, cebollín y chile y cuece por 3 minutos, moviendo ligeramente.
4. Escurre los tallarines y divide en dos tazones, sirve el caldo, espolvorea con el cilantro fresco y unas gotas de salsa de soya al gusto.

Sopa de lentejas con curry y cúrcuma

Esta intensa y rica sopa tiene mucha fibra por las lentejas –buenas para el intestino–, además de un hermoso brillo dorado que aporta la cúrcuma. La pimienta negra y el aceite de coco acentúan las bondades anti-inflamatorias de la cúrcuma.

Porciones: 4 — 580 calorías

  2 cucharadas de aceite de oliva o semilla de uva
  1 cebolla finamente picada
  1 cucharada de polvo para curry
  2 cucharaditas de cúrcuma molida
  25 g de jengibre fresco, pelado y finamente picado
  200 g lentejas rojas secas
  1 lata de leche de coco entera y orgánica (400 ml)
  El jugo de 1 limón
  Un puñado de cilantro fresco picado, para decorar

Para las cebollas crujientes

  6 cucharadas de aceite de oliva o semilla de uva
  1 cebolla en aros delgados

1. Para preparar la sopa, calienta el aceite en una olla grande y sofríe la cebolla 5 minutos sin dejar de mover, hasta que se dore. Añade el curry, la cúrcuma y el jengibre y sofríe 1 minuto más.
2. Agrega las lentejas, la leche de coco y 800 ml de agua fría. Tapa y deja cocer a fuego lento 20-25 minutos o hasta que las lentejas estén suaves, mueve constantemente los últimos minutos de cocción. Añade agua si es necesario.
3. Poco antes de que la sopa esté lista, prepara las cebollas crujientes calentando aceite en una olla pequeña a fuego medio. Cuando esté caliente, añade los aros de cebolla y sofríe 6 minutos o hasta que se doren, mueve constantemente. Retira del fuego y desengrásalos con servilletas de papel.

4. Añade el jugo de limón a la sopa y sazona con sal de mar y pimienta negra recién molida al gusto. Sirve en tazones y decora con los aros de cebolla y el cilantro.

Sugerencia: para una comida más abundante, convierte este plato en *dal* de lentejas: cuece con 600 ml de agua y añade huevos duros. Si lo preparas con antelación, tendrás que recalentarlo con un poco de agua.

Endibia al horno con prosciutto

Las raíces de endibia son una de las mejores fuentes de fibra soluble, fomentan la salud intestinal y por tanto, mejoran el estado de ánimo. Este es un plato ligero y muy sabroso.

Porciones: 2 — 395 calorías

  1 cucharada de aceite de oliva extra virgen, más un chorrito para
    engrasar
  2 cabezas grandes de endibias (unos 150 g)
  4 rebanadas delgadas de *prosciutto* o jamón ibérico (55 g)
  40 g de nueces de Castilla picadas
  25 g de queso parmesano rallado
  2 cucharaditas de vinagre de manzana, vino blanco o jugo de limón

1. Precalienta el horno a 200°C (horno eléctrico) o 180°C (horno de gas). Engrasa una charola para hornear pequeña.
2. Corta la base de cada cabeza de endibia y parte a la mitad, a lo largo. Colócalas con la parte cortada boca abajo en la bandeja y hornea 18-20 minutos o hasta que se ablanden.
3. Saca del horno, voltea la endibia y rocíala con aceite. Coloca el *prosciutto*, espolvorea con las nueces y el parmesano. Hornea otros 5-8 minutos o hasta que las nueces se hayan tostado un poco y el parmesano se haya derretido y dorado ligeramente.
4. Sirve en dos platos, rocía con vinagre o jugo de limón, sazona generosamente con pimienta negra recién molida.

Ensalada de salmón ahumado del Dr. Tim

Esta deliciosa ensalada es tan sencilla que incluso el Dr. Tim puede prepararla. Y también es muy sana.

Porciones: 2 — 630 calorías

150 g de edamames congelados
150 g de brócoli en pequeños floretes
150 g de salmón o trucha ahumada en láminas
50 g de espinaca baby (unos 2 puñados)
1 aguacate maduro y pequeño en rebanadas
25 g de almendras fileteadas, tostadas
¼–½ cucharadita de hojuelas de chile de árbol seco o 1 chile rojo en
    rebanadas finas (opcional)
El jugo de ½ limón
2 cucharadas de aceite de oliva extra virgen

1. Agrega un tercio de agua a una olla y deja que hierva. Agrega el edamame y el brócoli. Cuece 3 minutos, escurre en una coladera y enjuaga con agua fría.
2. Coloca las verduras en un tazón grande, agrega el salmón o trucha, la espinaca, el aguacate y el chile, si es el caso. Revuelve con cuidado.
3. Espolvorea con las almendras, el jugo de limón y el aceite, sazona con pimienta negra recién molida y sirve.

Camote al horno con trucha ahumada

Una forma deliciosa de aumentar el consumo de omega-3.

Porciones: 2 — 630 calorías

- 2 camotes medianos o grandes (de unos 250 g cada uno), bien lavados
- 2 filetes de trucha ahumada (75 g cada uno) desmenuzados
- 10 jitomates cherry, en cuatro
- ¼ de pepino cortado en cubos de 1 cm
- 2 cucharadas de mayonesa de buena calidad
- 4 cucharadas de yogurt griego entero
- 4-6 rábanos en rebanadas delgadas o cebollas encurtidas (véase la página 214), para decorar (opcional)

1. Precalienta el horno a 200°C (horno eléctrico) o a 180°C (horno de gas).
2. Coloca los camotes en una charola para hornear y, con ayuda de un tenedor, hazle pequeños agujeros. Hornea 50-60 minutos.
3. Poco antes de que los camotes estén listos, desmenuza los filetes de trucha en un tazón, añade los jitomates, el pepino, la mayonesa y el yogurt. Sazona con pimienta negra recién molida y revuelve bien.
4. Divide el camote en dos platones y ábrelos con un cuchillo, marcando una cruz. Rellénalos, agrega los rábanos, o cebollas encurtidas, y sirve.

Sugerencia: también puedes cocer el camote en el microondas por 8 minutos a temperatura alta.

Berenjena a la plancha con queso feta y piñones

Una deliciosa berenjena colorida es la estrella de este platillo que aporta mucha fibra y antioxidantes para promover la salud intestinal.

Porciones: 2 — 375 calorías

½ cucharadita de comino molido
½ cucharadita de cilantro molido
3 cucharadas de aceite de oliva extra virgen
1 berenjena mediana (de unos 300 g), cortada en 6 rebanadas
2 cucharadas de piñones (unos 20 g)
100 g de queso feta en cubos grandes
1 pizca de hojuelas de chile de árbol seco
10 g de cilantro fresco, picado grueso
El jugo de ½ limón

1. Precalienta una plancha grande.
2. Mezcla el comino y el cilantro en un tazón con una pizca de sal de mar y suficiente pimienta negra recién molida. Agrega 2 cucharadas de aceite y revuelve bien. Barniza las rebanadas de berenjena por ambos lados con esta mezcla.
3. Coloca las rebanadas en el sartén, por tandas si es necesario, y asa 4-5 minutos. Voltea y asa otros 4-5 minutos hasta que se doren ligeramente y se ablanden. Si cocinas por tandas, mantén caliente la primera tanda en el horno, mientras asas la segunda.
4. Tuesta los piñones en un sartén pequeño a fuego medio 2-3 minutos, o hasta que se doren ligeramente, mueve con frecuencia.
5. Divide las rebanadas de berenjena en dos platos y espolvorea el queso feta, los piñones y el chile seco. Espolvorea el cilantro, el aceite restante y jugo de limón. Sazona con más pimienta negra recién molida.

Sugerencia: si no tienes parrilla, usa un sartén antiadherente, el sabor es el mismo. Puedes añadir un puñado de arúgula o espinaca baby como guarnición.

Pasta con chícharos y queso de cabra

Rica y muy sencilla porque se prepara con ingredientes que seguro tienes en el congelador o la alacena, es perfecta cuando no tienes tiempo.

Porciones: 2 — 625 calorías

80 g de pasta integral, como *fusilli*
2 cucharadas de piñones (unos 20 g)
3 cucharadas de aceite de oliva extra virgen
½ cebolla pequeña finamente picada
1 diente de ajo pequeño machacado
200 g de chícharos congelados
La ralladura de ½ limón o 1 cucharada de jugo
100 g de queso de cabra

1. Llena media olla de agua y ponla a hervir. Cuece la pasta 10-12 minutos o según las instrucciones, mueve de vez en cuando.
2. Tuesta los piñones en un sartén seco a fuego medio 2-3 minutos sin dejar de mover para que no se quemen. Reserva.
3. Regresa el sartén a la estufa y agrega el aceite y la cebolla. Fríe a fuego bajo 5 minutos, mueve constantemente. Añade el ajo y los chícharos y sigue cocinando otro minuto, sin dejar de mover.
4. Escurre la pasta y regresa a la olla. Agrega la cebolla sofrita y la mezcla de chícharos, la ralladura o jugo de limón, y el queso de cabra. Revuelve bien hasta que el queso se empiece a derretir.
5. Sazona con sal de mar y pimienta negra recién molida. Sirve en dos tazones, decora con los piñones.

Pasta de salmón ahumado, anchoas, alcachofas y brócoli

El omega-3 del pescado, la fibra y la *crème fraîche* llena de nutrientes es todo lo que necesitas para dormir bien.

Porciones: 2 — 610 calorías

80 g de pasta integral, como *fusilli*
1 cabeza pequeña de brócoli (unos 200 g) en pequeños floretes
4 anchoas en aceite de oliva, de frasco o lata, escurridas y picadas
3 cucharadas de aceite de oliva extra virgen
1 diente de ajo pequeño, machacado
Las hojas de 1 ramito de romero fresco, picado
150 g de salmón ahumado
75 g de corazones de alcachofa, de lata o frasco, escurridos y troceados
3 cucharadas de *crème fraîche* entera
Un puñado de perejil fresco, picado grueso
1 pizca de hojuelas de chile de árbol seco (opcional)

1. Coloca media olla de agua y ponla a hervir. Cuece la pasta 10-12 minutos o según las instrucciones, mueve de vez en cuando. Añade el brócoli durante los últimos 3 minutos de cocción.
2. Escurre la pasta y el brócoli, regresa a la olla y tapa a medias.
3. Añade las anchoas, el aceite de oliva, el ajo y el romero en un sartén grande y antiadherente, sofríe a fuego bajo 1 minuto, o hasta que las anchoas se reblandezcan y casi se disuelvan.
4. Agrega el salmón y los corazones de alcachofa, cocina 2-3 minutos, mueve con cuidado para que no se desbarate el salmón.
5. Pon la pasta y el brócoli en el sartén, añade la crema, el perejil y el chile, si lo utilizaste. Sazona con pimienta negra recién molida y revuelve bien. Sirve en dos tazones.

Sardinas en pan de masa madre con semillas

Fuerza mental en un pan tostado con omega-3 para engrasar tus mecanismos.

Porciones: 2 — 310 calorías

   1 lata de sardinas en aceite de oliva (120 g)
   1 cucharada de jugo de limón
   2 rebanadas delgadas de pan de masa madre con semillas (cada una
      de 40 g, aproximadamente)
   ¼ de cebolla morada cortada en julianas
   1 cucharadita de alcaparras (opcional)
   1 cucharada de aceite de oliva extra virgen

1. Machaca las sardinas en su aceite con el jugo de limón, un poco de sal de grano y suficiente pimienta negra recién molida.
2. Tuesta el pan y divide en dos platos (si tienes mucha hambre ambas rebanadas pueden ser una porción).
3. Unta las sardinas machacadas en el pan tostado y adorna con la cebolla morada, las alcaparras y un chorrito de aceite. Sirve de inmediato para que no se enfríe el pan.

Risotto instantáneo de hongos con edamame

El *risotto* no tiene por qué tardar horas, esta rica receta con hongos tarda 15 minutos y tiene muchos ingredientes beneficiosos para el intestino.

Porciones: 2 — 410 calorías

10 g de hongos porcini deshidratados (o cualquier variedad salvaje)
2 cucharadas de aceite de oliva
1 cebolla chica finamente picada
100 g de champiñones rebanados
1 diente de ajo machacado
250 g de arroz integral (o una mezcla de integral y salvaje) cocido
80 g de edamames congelados
1 cucharada de semillas de chía
1 pizca de tomillo seco
200 ml de caldo de pollo o verdura natural (o hecho con ½ cubo de caldo)
30 g de queso parmesano rallado
Una pizca de chile seco en polvo (opcional)

1. Coloca los hongos deshidratados en un tazón con 150 ml de agua recién hervida y tapa. Deja reposar 10 minutos para que se ablanden, cuela y reserva el líquido de remojo.
2. Calienta el aceite en un sartén antiadherente y sofríe la cebolla 3-4 minutos, o hasta que se ablande, mueve continuamente. Añade los champiñones, sube la flama y cocina otros 2-3 minutos hasta asarlos.
3. Agrega el ajo y cocina unos segundos, añade los hongos remojados (picados en trozos grandes) y el agua de remojo.
4. Añade el arroz, los edamames, las semillas de chía y el tomillo y mueve 1 minuto.
5. Vierte el caldo y deja hervir. Cocina 3 minutos, sin dejar de mover.

6. Agrega la mitad del parmesano y sazona con sal de mar, pimienta
   negra recién molida y hojuelas de chile seco, si lo utilizaste. Sirve en
   tazones y espolvorea con el parmesano restante.

Sugerencia: puedes usar arroz integral o salvaje precocido, pero sin
ingredientes añadidos ni saborizantes (salvo aceite, que se usa para
separar los granos). Si preparas el arroz especialmente para esta receta,
85 gramos de arroz seco dan 250 gramos de arroz cocido.

Si no consigues edamames, sustitúyelos con chícharos o habas
congeladas.

PARA LLEVAR

Es difícil comer sano cuando estás fuera de casa, sobre todo si trabajas jornadas dobles y comes fuera de los horarios tradicionales. Estar preparado te ayudará a tener a la mano alimentos saludables para evitar los refrigerios dañinos de las máquinas expendedoras o las gasolineras. Aquí hay recetas deliciosas: portátiles y nutritivas. Prueba las que tienen algas marinas, el nuevo superalimento con abundante omega-3.

Apio con dip de queso azul

El apio contiene mucha agua, pero también muchísima fibra buena para el intestino, soluble e insoluble. Mientras que el queso azul le da un toque ácido e intenso al dip, y aporta una buena dosis de microbios saludables. También sabe muy rico en galletas integrales con semillas.

Porciones: 2 — 225 calorías

  50 g de queso azul, como Roquefort
  50 g de yogurt griego entero sin azúcar
  50 g de *crème fraîche* entera
  Tallos de apio u otras verduras crudas

1. Coloca el queso, el yogurt la *crème fraîche* en un tazón y aplasta con ayuda de un tenedor hasta que estén bien mezclados. Sazona al gusto con pimienta negra molida.
2. Si es para lunch, sirve en un tazón o recipiente con tapa y come con el apio.

Dip de nueces de la India, queso ricota y pimiento rojo

Un dip ácido y sabroso con muchos nutrientes y la cremosidad de las nueces.

Porciones: 4 — 230 calorías

100 g de nueces de la India naturales, sin tostar
1 diente de ajo chico machacado
75 g de pimiento rojo asado en conserva, sin líquido
100 g de queso ricota
4 cucharadas de aceite de oliva extra virgen, y un chorrito para servir
Ralladura de ½ limón pequeño
1 pizca de paprika para servir (opcional)

1. Coloca las nueces en un tazón y cubre con agua fría. Refrigera y deja remojar 4-6 horas para que se ablanden.
2. Escurre las nueces y muélelas en un procesador con el ajo, los pimientos, el queso ricota, el aceite y la ralladura de limón hasta que la mezcla esté bien integrada. Sazona con sal de mar y pimienta negra recién molida.
3. Transfiere a un platón, rocía con un poco de aceite y paprika, si así lo deseas. Sirve con verduras crudas o pan de masa madre tostado.

Sugerencia: si no tienes procesador, muele el dip en licuadora. Los pimientos asados pueden ser caseros.

Camarones pacotilla y ensalada de col morada con pan de masa madre

Este platillo es excelente para el intestino, además de fácil de preparar y sabroso. El pan de masa madre es uno de los más sanos pues se elabora con un proceso de fermentación lenta, así que es más fácil digerirlo, porque no causa aumentos drásticos en la glucosa. A Michael y a mí nos encanta su sabor y textura firme.

Porciones: 2 — 270 calorías

- 100 g de col morada en tiras muy finas
- 1 zanahoria chica rallada
- 1 cucharada de semillas
- 2 rebanadas de pan de masa madre (40 g cada rebanada, aproximadamente)
- 1 puñado de berros (unos 20 g) o una mezcla de hojas para ensalada
- 75 g de camarón pacotilla

Para el aderezo:

- 1 cucharadas de aceite de oliva extra virgen
- 1 cucharadita de jugo de limón recién exprimido y un chorrito para servir
- ½ cucharadita de mostaza Dijon
- ½ cucharadita de miel líquida (opcional)

1. Para preparar el aderezo, bate el aceite, el jugo de limón, la mostaza y la miel en un tazón grande.
2. Agrega la col, la zanahoria, las semillas y revuelve bien.
3. Divide el pan en dos platos, añade los berros o las hojas para ensalada. Añade la mezcla de col y los camarones. Exprime un poco de limón y sazona con pimienta negra recién molida.

Pan pita de trucha ahumada, betabel y tahini

Este refrigerio es nutritivo, satisfactorio y tiene mucho sabor. Se prepara al instante y lo puedes llevar a donde quieras. El pescado graso mejora el sueño y el rendimiento durante el día.

Porciones: 1 — 635 calorías

  1 pan pita integral
  1 puñado de berros o una mezcla de hojas para ensalada
  1 filete de trucha ahumada sin piel, desmenuzado (unos 75 g)
  1 betabel cocido y rebanado (unos 45 g)

Para el aderezo:

  1 cucharada de tahini
  2 cucharadas de yogurt griego entero
  1 cucharada de aceite de oliva extra virgen
  1-2 cucharaditas de jugo de limón recién exprimido

1. Para hacer el aderezo, mezcla en un tazón pequeño el tahini, yogurt, aceite y jugo de limón con 4 cucharadas de agua fría. Sazona con sal de mar y pimienta negra recién molida.
2. Calienta el pan pita si es posible, ábrelo y rellénalo con los berros u hojas de ensalada. Agrega la trucha al pan pita y después el betabel rebanado. Sazona con abundante pimienta negra recién molida y añade el aderezo.

Sugerencia: el aderezo se puede refrigerar hasta dos días para usarse con otras ensaladas o como dip.

Ensalada de frijoles negros con aguacate y limón

Esta ensalada es satisfactoria y ácida. Los frijoles tienen mucha fibra, fitonutrientes con propiedades antiinflamatorias y vitaminas B, incluido ácido fólico.

Porciones: 2 — 315 calorías

  1 lata de frijoles negros, escurridos y enjuagados (400 g)
  ½ cucharadita de sal de mar
  100 g chícharos chinos o ejotes
  1 aguacate chico y maduro en rebanadas
  2 cebollines en rebanadas delgadas
  1 chile rojo finamente picado o ½ cucharadita de hojuelas de chile
     seco
  20 g de cilantro fresco, picado grueso

Para el aderezo de limón y ajonjolí

  2 cucharadas de aceite de oliva extra virgen
  1½ cucharadas de jugo de limón recién exprimido
  1 cucharada de semillas de ajonjolí tostadas (10g)

1. Pon los frijoles en un tazón y sala. Aparta.
2. Hierve agua en una olla. Agrega los chícharos y cuece 2 minutos, que queden crocantes (si son ejotes, cuece 3 minutos). Escurre y enjuaga con agua fría. Vuelve a escurrir.
3. Incorpora los chícharos o los ejotes al tazón de los frijoles, añade el aguacate, el cebollín, chile y cilantro.
4. Para el aderezo, bate el aceite, el jugo de limón y el ajonjolí en un tazón pequeño, sazona con abundante pimienta negra recién molida y añade a la ensalada.

Sugerencia: para tostar las semillas, hazlo en un sartén seco a fuego medio. Mueve constantemente 1-2 minutos o hasta que se tuesten. Retira del fuego y pon en un cuenco para que no se sigan dorando.

Rollo *nori* de cangrejo

Gracias al omega-3 de las algas marinas y el cangrejo este rollo *nori* es delicioso y muy saludable para el intestino.

Porciones: 2 — 420 calorías

½ aguacate mediano
100 g de carne de cangrejo cocida, fresca o enlatada, escurrida
1 cucharada de jugo de limón recién exprimido
150 g de arroz integral cocido y frío
2 hojas de *nori* seco (un cuadrado de 20 cm cada uno)

Para el dip

2 cucharadas de salsa de soya
¼ cucharadita de hojuelas de chile seco o un chorrito de salsa sriracha
1 cucharadita de aceite de ajonjolí

1. Coloca el aguacate en un plato y machácalo con un tenedor.
2. Coloca el cangrejo en otro tazón y machácalo con el jugo de limón y una buena porción de pimienta negra molida.
3. Coloca las hojas de *nori* en una tabla, con el lado brillante para abajo, unta la mitad del aguacate en media hoja.
4. Coloca la mitad del arroz y presiona ligeramente con una cuchara. Unta la mitad de la mezcla del cangrejo en una línea horizontal al centro del arroz.
5. Enrolla el *nori* desde abajo y por encima del relleno, con fuerza utilizando ambas manos. Sella la punta con un poco de agua y recorta las puntas. Corta el rollo en seis piezas. Repite con el *nori* y el relleno restante.

6. Mezcla la soya, las hojuelas de chile o sriracha y el aceite de ajonjolí en un cuenco pequeño y sirve como dip.

Sugerencia: puedes aprovechar el arroz del día anterior para esta receta, siempre y cuando lo hayas cocinado y enfriado de inmediato. O bien, cuece 50 gramos de arroz de acuerdo con las instrucciones del empaque, enjuaga con agua fría y escurre. 50 gramos de arroz crudo dan 150 gramos de cocido.

Palomitas de nori con chile

Este saludable refrigerio tiene omega-3 y un sabor irresistible.

Porciones: 2 — 125 calorías

20 ml de aceite de oliva extra virgen
30 g de maíz palomero

Para el sazonador de nori con chile

¼ cucharadita de sal de mar
½ hoja de *nori* cortado en tiras de 3 cm, aproximadamente
½ cucharadita de hojuelas de chile seco

1. Para preparar el sazonador de *nori* con chile, coloca la sal, el *nori* y el chile en un mortero o procesador de alimentos. Muele hasta que quede finamente picado, pero no hecho polvo.
2. Coloca 1 cucharadita de aceite en una olla grande con el maíz y mueve. Tapa la olla y ponla a fuego medio. En cuanto empiece a tronar el maíz, revuelve la olla —sin destaparla— y deja en el fuego otros cuatro minutos o hasta que el maíz haya dejado de tronar, sigue revolviendo la olla mientras sin destaparla.
3. Retira la olla del fuego y rocía el aceite restante. Revuelve bien, añade el sazonador de *nori* y vuelve a revolver. Sirve en un tazón grande y tira el maíz que no haya tronado.

Tabulé con queso de cabra

El bulgur es un grano riquísimo con sabor a nuez que se usa para preparar tabulé con ensalada y hierbas picadas. En esta receta le agregamos queso y un aderezo acidito de ajo, para hacer una comida ligera y portátil. Añade carnes que te hayan sobrado de otras comidas, falafel o nueces para un plato más satisfactorio.

Porciones: 4 — 365 calorías

   200 g de bulgur (de preferencia integral)
   ½ cebolla morada, cortada en julianas
   25 g de menta fresca, picada
   25 g de perejil fresco, picado grueso
   50 g de espinaca baby
   100 g de queso de cabra en trozos pequeños
   2 cucharadas de semillas

Para el aderezo

   2 dientes de ajo machacados
   2 cucharadas de jugo de limón recién exprimido
   4 cucharadas de aceite de oliva extra virgen

1. Hierve media olla de agua, añade el bulgur y cuece 10 minutos o hasta que esté casi al dente, mueve de vez en cuando. Escurre en una coladera y enjuaga muy bien con agua fría. Escurre de nuevo y coloca en un tazón.
2. Agrega la cebolla, las hierbas y la espinaca al tazón y sazona con una buena pizca de sal de mar y pimienta negra recién molida.
3. Para hacer el aderezo, emulsifica el ajo, el jugo de limón y el aceite en un tazón pequeño. Rocía en la ensalada.
4. Agrega el queso y las semillas.

Sugerencia: puedes usar el queso que más te guste en esta receta u omitirlo. Sirve el tabulé como guarnición de una carne o pescado asados o rebanadas rostizadas de calabaza o betabel.

PLATILLOS PRINCIPALES

Estos platillos son más sustanciosos. Están inspirados en la gastronomía mediterránea, tienen muchos frijoles, lentejas y otras fuentes de fibra, para beneficio del microbioma y el sueño.

Trucha con puré de apionabo

Es difícil superar un pescado fresco con limón y una costra crocante, con sabor a nuez que aporta el apionabo cremoso. Recomendamos pelarlo lo menos posible para aprovechar todos sus nutrientes. Acompaña con verduras recién cocidas.

Porciones: 2 — 555 calorías

2 truchas arcoíris (270 g cada una), limpias
1 limón pequeño en rebanadas finas
2 cucharadas de aceite de oliva extra virgen
40 g de avellanas blanqueadas, picadas

Para el puré

300 g de apionabo bien lavado, sin imperfecciones, cortado en
  cuadros de 2 cm
50 g de *crème fraîche* entera

1. Precalienta el horno a 200°C (horno eléctrico) o 180°C (horno de gas). Prepara una bandeja para hornear con papel encerado.
2. Coloca la trucha en la charola y mete la mitad de las rebanadas de limón en cada una. Rocía con media cucharada de aceite cada una y sazona con pimienta negra recién molida. Hornea 15 minutos sin tapar. Saca del horno, espolvorea con las avellanas y hornea otros 5 minutos o hasta que las avellanas se tuesten un poco.
3. Mientras tanto coloca el apionabo en una olla con agua fría. Cuece 10 minutos hasta que quede muy suave. Escurre y regresa a la olla.
4. Añade la *crème fraîche*, un poco de sal de mar y mucha pimienta negra recién molida, muele con una licuadora de inmersión hasta que quede una salsa aterciopelada.
5. Divídela en dos platos tibios, añade el pescado y las avellanas. Decora con el aceite restante.

Guiso de res y alcachofas de Jerusalén

La bulbosa alcachofa de Jerusalén aporta cantidades enormes de fibra soluble e insoluble, ambas muy buenas para el intestino, además tiene un rico sabor a nuez ligeramente dulce. Acompaña con puré de apio-nabo (consulta la receta en la página 187, que deberías duplicar para cuatro personas, e incluye 130 calorías por porción) y muchas verduras de hoja verde.

Porciones: 4 — 320 calorías

  500 g de filete de res para estofar, en trozos de unos 2.5 cm
  3 cucharadas de aceite de oliva
  1 cebolla cortada en julianas
  2 tallos de apio en rebanadas de 1.5 cm
  3 zanahorias medianas bien lavadas y en trozos de 2 cm
  300 g de alcachofas de Jerusalén bien lavadas y en trozos de 2 cm
  1 cubo de caldo de res
  2 cucharadas de puré de jitomate
  1 cucharadita de hierbas mixtas secas

1. Precalienta el horno a 170°C (horno eléctrico) o 150°C (horno de gas). Sazona la carne con sal de mar y pimienta negra recién molida.
2. Calienta una cucharada de aceite en un sartén grande y antiadherente, fríe la carne en dos tandas a fuego medio-alto 2-3 minutos o hasta que se dore. Añade más aceite si es necesario. Transfiere a un platón para hornear.
3. Añade el aceite restante al sartén, sofríe la cebolla, el apio, las zanahorias y alcachofas 6-8 minutos o hasta que se doren, remueve constantemente. Vierte al platón con la carne.
4. Agrega 100 ml de agua recién hervida al sartén y, con una cuchara de madera, disuelve los trozos pegados en el fondo. Añade esta agua al platón con la carne y las verduras. Añade el cubo de consomé, el puré de tomate y 350 ml de agua recién hervida. Espolvorea con las hierbas y deja hervir a fuego lento. Tapa y hornea 2 horas o hasta que la carne quede muy suave.

Gratín de anchoas con apionabo al horno

Las anchoas resaltan el maravilloso sabor del apionabo y el pescado graso potencia los beneficios de este platillo. Acompáñalo con verduras de hoja verde, *kale* o *cavolo nero*.

Porciones: 2 — 420 calorías

   1 cebolla chica, cortada en julianas
   1 cucharada de aceite de oliva
   400 g de apionabo, bien lavado, sin imperfecciones, cortado en
      rebanadas de 3 mm de grosor, aproximadamente
   8 anchoas en aceite de oliva (de lata o frasco), escurridas
   30 g de queso gouda o cheddar (o una mezcla), rallado grueso
   5 cucharadas de *crème fraîche* entera
   4 cucharadas de leche entera
   30 g queso parmesano, finamente rallado
   1 cucharadita romero fresco, finamente picado

1. Precalienta el horno 200°C (horno eléctrico) o 180°C (horno de gas).
2. Extiende la cebolla en una charola para horno, rocía con el aceite y sazona con un poco de pimienta negra recién molida. Acomoda las rebanadas del apionabo en 3 o 4 capas. Coloca las anchoas y por último, el queso.
3. Mezcla la *crème fraîche* con la leche hasta que adquiera consistencia líquida, vierte sobre el apionabo. Sazona con más pimienta. Tapa con aluminio y hornea 55-60 minutos o hasta que el apionabo quede suave.
4. Saca del horno y retira el aluminio. Rocía el parmesano y el romero, regresa al horno otros 10 minutos hasta que se dore un poco.

Pollo y verduras al horno

Este platillo es todo en uno, sencillo y maravilloso para el intestino. Acompaña con una fresca ensalada verde.

Porciones: 4 — 530 calorías (sin el chorizo)

2 cebollas moradas medianas, en 8 gajos
300 g de camote, bien lavado y cortado en trozos de 3 cm
300 g de alcachofas de Jerusalén (o 150 g más de camote y otro
    pimiento), bien lavadas y cortadas en trozos de 3 cm
2 pimientos morrones (uno rojo y amarillo), sin semilla y cortados
    en trozos de 3 cm
50 g de chorizo curado cortado en trozos de 1 cm (opcional)
4 jitomates grandes (475 g) partidos en cuartos
4 cucharadas de aceite de oliva extra virgen
4 muslos de pollo de libre pastoreo, con hueso y piel (más o menos
    730 g en total)

1. Precalienta el horno 200°C (horno eléctrico) o 180°C (horno de gas).
2. Coloca las cebollas, camote, alcachofas, pimientos, chorizo (si es el caso) y jitomate en un refractario de aluminio profundo. Rocía 1 cucharada del aceite y revuelve.
3. Coloca los muslos entre las verduras, con la piel hacia arriba. Rocía el aceite restante y salpimenta. Rostiza 45-55 minutos o hasta que el pollo esté bien cocido y las verduras un poco doradas.

Tajine de pollo con garbanzos y dátiles

Para este fabuloso tajine, basta con cocer la mayoría de los ingredientes hasta que la carne quede bien suave y se potencien los sabores. Sirve con quinoa o bulgur y una generosa porción de verduras verdes.

Porciones: 4— 540 calorías

4 cucharadas de aceite de oliva extra virgen
1 cebolla grande, cortada en julianas
2 dientes de ajo machacados
2 cucharadas de pasta *harissa*
8 muslos sin hueso ni piel (más o menos 650 g en total)
2 latas de jitomates en trozos (400 g)
1 lata de garbanzos orgánicos (400 g)
8 dátiles sin semilla en rebanadas gruesas
40 g de almendras blanqueadas (opcional)
1 cubo de caldo de pollo
20 g de cilantro fresco, picado grueso

1. Precalienta el horno 200°C (horno eléctrico) o 180°C (horno de gas).
2. Calienta el aceite en una cazuela apta para horno y estufa, sofríe la cebolla, el ajo y la *harissa*. Remueve de 30 a 60 segundos a fuego medio. Agrega el pollo, los jitomates, los garbanzos con su agua, dátiles, almendras, caldo y 100 ml de agua. Sazona con abundante pimienta negra recién molida y una pizca de sal de mar, deja que hierva, mueve de vez en cuando.
3. Añade la mitad del cilantro y tapa. Mete al horno y deja una hora, mueve de vez en cuando, hasta que el pollo quede bien suave y la salsa haya espesado. Añade cilantro y reserva un poco para decorar.

Albóndigas con queso feta y berenjena

La berenjena es un complemento estupendo para las albóndigas, gracias a sus antioxidantes que reducen la inflamación del organismo y el cerebro. Acompaña con verduras de hoja verde, una ensalada o una porción pequeña de arroz integral o bulgur para una comida más sustanciosa.

Porciones: 4— 420 calorías

  4 cucharadas de aceite de oliva
  20 albóndigas de cordero pequeñas (unos 500 g)
  1 cebolla morada finamente picada
  1 berenjena (de unos 300 g) en trozos de 2 cm
  1 lata de jitomate machacado (400 g)
  100 ml de vino tinto (una copa pequeña)
  1 cucharadita de orégano en polvo
  ½ cucharadita de hojuelas de chile seco
  100 g de queso feta

1. Coloca 1 cucharada de aceite en un sartén antiadherente grande y profundo a fuego medio. Agrega las albóndigas y fríelas 8-10 minutos hasta que se doren de todos lados. Pásalas a un plato y escurre la grasa. Reserva. Regresa el sartén al fuego.
2. Añade el aceite restante y sofríe la cebolla y la berenjena 6-8 minutos hasta que se dore un poco, sin dejar de mover.
3. Agrega los jitomates, el vino, el orégano, el chile y 200 ml de agua fría. Sazona con sal de mar y pimienta negra recién molida, hierve a fuego lento. Regresa las albóndigas al sartén y cuece con la salsa 15 minutos, mueve regularmente. Agrega un chorrito de agua si es preciso.
4. Por último, desmorona el queso feta por encima y hierve a fuego muy lento, sin mover, otros 3-4 minutos, hasta que el queso se haya gratinado ligeramente.

Sugerencia: puedes utilizar albóndigas de res, verduras o falafel. Si optas por falafel, sirve dos o tres por persona, pero sin freír. Mejor añádelos a la salsa 10 minutos después de que empiece a hervir.

Curry de champiñones, garbanzos y kale

Este curry es muy sano, fácil, cremoso y con mucho sabor. Acompaña con arroz integral y una ensalada de jitomate y cebolla.

Porciones: 3— 580 calorías

> 3 cucharadas de aceite de oliva extra virgen
> 1 cebolla finamente picada
> 200 g de champiñones en cuartos
> 2 dientes de ajo machacados
> 15 g de jengibre fresco finamente picado
> 1-1½ cucharadas de polvo de curry (al gusto)
> 1 lata de leche de coco entera y orgánica (400 ml)
> 150 g de kale, sin tallos, cortado en tiras
> 1 lata de garbanzos orgánicos (400 g), con su jugo
> 40 g de nueces de la India naturales, picadas
> El jugo de 1 limón (opcional)

1. Calienta el aceite en un sartén grande y profundo o en una cacerola, sofríe la cebolla 2-3 minutos, sin dejar de mover. Sube el fuego y agrega los champiñones, sofríe 2-3 minutos hasta que se doren.
2. Añade el ajo, jengibre y curry y cuece 30 segundos, sin dejar de mover. Vierte la leche de coco, el kale, los garbanzos con su líquido y las nueces. Deja que hierva, tapa y cuece 10 minutos o hasta que el kale se ablande, mueve de vez en cuando.
3. Sazona con sal de mar y pimienta fresca recién molida, añade jugo de limón para servir.

Sugerencia: si usas garbanzos orgánicos en agua, los puedes añadir directo de la lata. Si no son orgánicos, escúrrelos, enjuágalos y agrega 150 ml de agua al curry.

Ratatouille con alubias

Este glorioso *ratatouille*, abundante en fibras solubles, puede servirse como guarnición o como platillo principal. También tiene mucho aceite de oliva, con propiedades antiinflamatorias. Se puede disfrutar sólo o acompañar con *halloumi* frito, carnes o pescados asados.

Porciones: 2 como plato principal— 545 calorías (o 4 como guarnición)

5 cucharadas de aceite de oliva extra virgen
2 cebollas medianas finamente picadas
200 g de champiñones rebanados
1 berenjena (de unos 350 g) en trozos de 2 cm
4 dientes de ajo machacados
1 cucharadita de orégano seco
1 lata de alubias orgánicas (400 g)
1 lata de tomate machacado (400 g)
1 cubo de caldo de verduras

1. Calienta 4 cucharadas de aceite en un sartén amplio o cacerola, y sofríe la cebolla 6-8 minutos o hasta que se ablanden, mover constantemente.
2. Agrega los champiñones y la berenjena, sube la flama, sofríe y mueve constantemente.
3. Añade el ajo y el orégano, cuece unos segundos más sin dejar de mover.
4. Agrega las alubias con su agua. Incorpora el jitomate, el cubo de caldo y 300 ml de agua. Deja hervir tapado 20 minutos. Destapa y cuece otros 10 minutos o hasta que las verduras se ablanden y los tomates se reduzcan.
5. Sazona con sal de mar y pimienta negra recién molida. Rocía el aceite restante para servir.

Shepherd's pie con nabo y puré de alubias

Este pay relleno tiene mucha fibra gracias a las verduras, las lentejas y las alubias. Es un platillo casero que fomenta el sueño. Acompaña con muchas verduras de hoja verde recién cocidas.

Porciones: 6— 355 calorías

 1 cucharada de aceite de oliva
 400 g de carne molida de cordero
 1 cebolla finamente picada
 1 tallo de apio en juliana
 1 zanahoria cortada en trozos de 1 cm
 100 g de champiñones rebanados
 100 g de lentejas crudas
 500 g de caldo de cordero o verdura (fresco o hecho con un cubo de
  caldo)
 2 cucharadas de puré de tomate
 1 hoja de laurel
 ½ cucharadita de tomillo seco

Para la cubierta:

 300 g de nabo bien lavado, pelado y cortado en trozos de 2 cm
 1 lata de alubias escurridas y enjuagadas (400 g)
 4 cucharadas de *crème fraîche* entera
 2-3 cucharadas de leche entera

1. Precalienta el horno a 180°C (horno eléctrico) o 160°C (horno de gas).
2. Calienta el aceite en una cacerola apta para el horno y la estufa (con capacidad de al menos tres litros) y sofríe el cordero, la cebolla, el apio, la zanahoria y los champiñones a fuego lento por 10 minutos, moviendo constantemente para separar la carne molida.
3. Incorpora las lentejas, el caldo, el puré de tomate, la hoja de laurel, el tomillo y deja que hierva. Tapa y transfiere al horno, cocina una hora o hasta que las lentejas estén listas y la salsa espese.

4. Mientras tanto coloca los nabos en una olla grande y cubre con agua fría. Hierve y cuece 15-20 minutos o hasta que estén suaves. Agrega las alubias y cuece otros 2 minutos.

5. Escúrrelos y regrésalos a la cacerola. Agrega la *crème fraîche* y la leche, sazona con sal de mar y abundante pimienta negra recién molida, haz un puré con esta mezcla.

6. Saca el cordero del horno y revuelve. Esparce el puré de nabo por encima en una capa, regresa al horno y hornea 15 minutos.

Sugerencia: lleva la carne de cordero a un refractario para pay antes de agregar el puré y así mete a gratinar.

Gratín de pescado ahumado

Este cremoso pay de pescado es muy sencillo, tiene mucho sabor y una cobertura crujiente, comida casera rica en omega-3.

Porciones: 2— 570 calorías

  1 cucharadita de aceite de oliva para engrasar el refractario
  260 g de pescados distintos (salmón, bacalao, trucha ahumada) en
    trozos
  75 g de chícharos congelados
  125 g de *crème fraîche* entera
  25g de pan molido de masa madre
  50g de queso cheddar rallado
  Un puñado de perejil picado (opcional)

1. Precalienta el horno a 200°C (horno eléctrico) o 180°C (horno de gas). Engrasa un refractario profundo para horno con capacidad de medio litro.
2. Coloca el pescado y los chícharos en la fuente, sazona con un poco de pimienta negra recién molida y revuelve. Tapa con aluminio y hornea 10 minutos.
3. Saca del horno y vierte la *crème fraîche*. Mezcla el pan molido y el queso en un recipiente, espolvorea sobre el pescado, añade el perejil. Mete al horno y hornea otros 10-15 minutos o hasta que el pan se dore y el relleno burbujee.

Sugerencia: si no tienes pan de masa madre, puedes hacer el pan molido con cualquier pan integral.

Boloñesa de pavo y lentejas

Tu intestino gozará con esta boloñesa con tallarines de calabaza recién hechos o una pequeña porción de espagueti integral y mucho queso parmesano rallado.

Porciones: 4— 415 calorías

4 cucharadas de aceite de oliva
1 cebolla grande finamente picada
150 g de champiñones rebanados
300 g de carne molida de pavo
2 dientes de ajo machacados
100 g de lentejas crudas
2 latas de pulpa de tomate (400 g)
150 ml de vino tinto
1 cubo de caldo de pollo
1 ½ cucharadita de orégano seco
1-2 hojas de laurel (opcional)

1. Calienta el aceite en una olla antiadherente grande y sofríe la cebolla, los champiñones y el pavo 5-7 minutos, o hasta que la cebolla se reblandezca y el pavo se dore un poco. Mueve regularmente. Añade el ajo y sigue cocinando unos segundos.
2. Incorpora las lentejas, el jitomate, el vino tinto, el cubo de caldo, el orégano y laurel. Vierte 200 ml de agua y deja que hierva. Baja la flama y cocina 30 minutos o hasta que las lentejas y el pavo estén cocidos, y la salsa espese. Añade un poco más de agua si hace falta.
3. Sazona al gusto con sal de mar y pimienta negra recién molida.

Sugerencia: hay muchas alternativas abundantes en fibra y sin gluten para sustituir la pasta, de harina de chícharos, lentejas o trigo sarraceno.

Ensalada tibia de salmón y calabaza mantequilla con un toque de *nori*

Este delicioso y colorido *poke bowl* de sabores asiáticos tiene mucha textura. Está cargado de omega-3 con propiedades antiinflamatorias por el pescado graso y las algas, así como fibra buena para el intestino: en conjunto, un platillo para mejorar el sueño.

Porciones: 2— 590 calorías

300 g de calabaza mantequilla picada en trozos de 2 cm
1 cucharada de aceite de oliva extra virgen
2 filetes de salmón (de 120 g cada uno)
100 g de edamames congelados o chícharos
2 manojos grandes de espinaca baby (75 g)
4 rábanos rebanados o 1 zanahoria rallada
2 cebollines en rebanadas finas
2 cucharadas de salsa de soya
2 cucharaditas de aceite de ajonjolí

Para el aderezo de nori:

1 hoja de *nori* en tiras gruesas
½ cucharadita de hojuelas de chile seco
2 cucharadas de semillas de ajonjolí
1 pizca de jengibre molido (opcional)

1. Precalienta el horno a 200°C (horno eléctrico) o 180°C (horno de gas). Cubre una bandeja para hornear con papel encerado.
2. Sazona las calabazas con el aceite y acomódalas en la bandeja. Hornea 20 minutos.
3. Saca del horno, dales la vuelta y pon el salmón en la bandeja, con la piel hacia abajo. Sazona con pimienta negra recién molida y hornea 10-12 minutos o hasta que el salmón esté cocido y la calabaza, tierna.

4. Mientras tanto, coloca el *nori*, el chile, el ajonjolí, el jengibre (si lo utilizaste) y una pizca de sal en una licuadora o procesador de alimentos y muele ligeramente cuidando que no se haga polvo.
5. Cuece los edamames o chícharos en agua hirviendo 2 minutos.
6. Divide las espinacas, edamames o chícharos, rábanos o zanahoria rallada y cebollines en dos tazones. Añade la calabaza y el salmón (cuando esté listo, quítale la piel).
7. Mezcla la soya y el aceite de ajonjolí en un tazón pequeño y aliña la ensalada. Espolvorea el sazonador de *nori* para servir.

Sugerencia: guarda el aderezo en un frasco con tapa para sazonar ensaladas, sopas, sofritos o guisos.
Para una alternativa vegetariana, omite el salmón y sustituye por 100 g más de calabaza. Adorna la ensalada con almendras fileteadas o avellanas tostadas para añadir más proteína.

GUARNICIONES DE VERDURA

Para dormir, come verduras. Cuanto más verdes, coloridas y diversas, mejor. Las verduras, las legumbres y los granos integrales son fundamentales en la dieta de estilo mediterráneo, tanto por su sabor como por la variedad de vitaminas, proteínas y nutrientes beneficiosos que aportan. Intenta consumir 30 variedades distintas de verduras, fruta y legumbres a la semana, es más fácil de lo que crees. Hazlo poco a poco, pues el intestino puede no estar preparado para un cambio repentino.

Hinojo y cebolla al horno especiados con cúrcuma

Este platillo de sabores delicados combina la fibra soluble con los efectos antiinflamatorios de la cúrcuma, además, queda bien con casi todo.

Porciones: 2— 160 calorías

> 2 cucharadas de aceite de oliva extra virgen
> 1 cucharadita de cúrcuma en polvo
> 1 ½ cucharadas de jugo de limón recién exprimido
> 2 bulbos pequeños de hinojo (cada uno de 225 g), en 8 rebanadas longitudinales
> 1 cebolla pequeña cortada en cuartos
> Cilantro fresco picado (opcional)

1. Precalienta el horno a 200°C (horno eléctrico) o 180°C (horno de gas).
2. Mezcla el aceite, la cúrcuma, el jugo de limón y sal de mar en un tazón.
3. Añade el hinojo y la cebolla y mezcla. Sazona con pimienta negra recién molida y acomoda en una bandeja para hornear. Hornea 25 minutos o hasta que el hinojo se dore ligeramente.
4. Decora con cilantro para servir.

Guiso de col morada con nueces de Castilla y manzana

Deliciosa comida de invierno. Acompaña con carnes o moronas de queso azul, con alto contenido de microbios.

Porciones: 4— 215 calorías

1 col morada chica (de unos 525 g), sin centro y cortada en julianas
2 cucharadas de aceite de oliva extra virgen
½ cucharadita de sal de mar
2 pz de anís estrella (opcional)
1 raja de canela o 1 cucharadita de canela molida
1 manzana (de unos 200 g), con cáscara, sin centro y cortada en trozos de 1.5 cm
50 g de dátiles sin semilla, cortados en julianas
50 g de nueces de Castilla picadas
1 ½ cucharadas de vinagre de vino tinto o de manzana

1. Coloca la col en una olla grande con 150 ml de agua fría. Añade el aceite, la sal y las especias. Deja que hierva, tapa y cuece a fuego lento por 15 minutos, mueve de vez en cuando.
2. Añade las manzanas, los dátiles, las nueces y el vinagre y deja que vuelva a hervir. Cuece a fuego medio sin tapa 5 minutos más o hasta que el líquido casi se haya evaporado, revolviendo ocasionalmente.
3. Sazona, añade más vinagre si es necesario. Retira el anís y la canela para servir.

Verduras al horno con tomillo

Con estas verduras mediterráneas al horno te acercarás al ideal de consumir 30 verduras distintas a la semana. Sírvelas tibias o frías, quedan muy bien para llevar de lunch, con verduras de hoja verde, pasta o cuscús integral, y tal vez, *halloumi* o queso feta, nueces y semillas.

Porciones: 4— 250 calorías

- 2 pimientos de cualquier color, desvenados y en trozos de 2 cm
- 1 camote (de 300 g) bien lavado y cortado en trozos de 2 cm
- 2 calabazas en trozos de 2 cm
- 1 cebolla morada en 10 rodajas delgadas
- 4 cucharadas de aceite de oliva extra virgen, y un chorrito para sazonar
- 1 cucharada de tomillo fresco (2-3 ramitas)
- ½ cucharadita de hojuelas de chile molido (opcional)

1. Precalienta el horno a 220°C (horno eléctrico) o 200°C (horno de gas).
2. Coloca las verduras en un tazón grande y añade el aceite, revuelve. Sazona con sal y abundante pimienta negra recién molida. Acomoda en una charola grande para horno y hornea 25 minutos o hasta que se doren ligeramente.
3. Saca del horno e incorpora el tomillo y el chile (si lo utilizaste), voltea las verduras y regresa al horno durante otros 5 minutos.

Ensalada arcoíris con semillas

Las hojas agrias estimulan la digestión, sobre todo si se comen al principio de una comida. Las verduras de distintos colores también aportan una amplia variedad de fitonutrientes antiinflamatorios.

Porciones: 4— 290 calorías

100 g de hojas mixtas de ensalada, arúgula o berros
2 cabezas de endibia (blanca o morada) cortada en julianas
100 g de jitomates cherry partidos a la mitad
1 pimiento (amarillo o naranja) en trozos de 2 cm
2 betabeles cocidos (no en vinagre) en trozos de 2 cm
2 cucharadas de semillas mixtas (idealmente tostadas, véase la
  página 153)

Para el aderezo de nueces:

25 g de avellanas finamente picadas
10 g de perejil fresco picado
2 cucharadas de vinagre de manzana
6 cucharadas de aceite de oliva extra virgen

1. Coloca las hojas para la ensalada, la endibia, los jitomates y pimiento en un tazón grande y revuelve con cuidado. Incorpora el betabel y las semillas.
2. Para preparar el aderezo, coloca las nueces, el perejil, el vinagre y el aceite en un tazón pequeño. Añade una pizca de sal y mucha pimienta negra recién molida, mezcla y aliña la ensalada para servir.

Garbanzos machacados

Esta es una guarnición sabrosa y satisfactoria con mucha fibra que fomenta el sueño. Acompaña con carnes o pescados a la plancha o al horno, verduras mediterráneas o berenjena a la plancha.

Porciones: 2— 350 calorías

    3 cucharadas de aceite de oliva extra virgen
    1 cebolla finamente picada
    1 diente de ajo machacado
    1 lata de garbanzos orgánicos (400 g)
    1 cucharadita de romero fresco picado
    100 ml de vino blanco o agua (1 copa pequeña)

1. Calienta el aceite en una olla, añade la cebolla y sofríe 5 minutos a fuego lento, mueve constantemente. Incorpora el ajo y sofríe unos segundos más.
2. Agrega los garbanzos y su líquido a la olla, añade el romero y el vino o el agua, y deja hervir. Cocina 5 minutos y mueve ocasionalmente.
3. Retira del fuego y muele con una licuadora de inmersión. Sazona con sal de mar y pimienta negra recién molida al gusto, rocía unas gotas de aceite.

Espinacas en yogurt con ajo

Suave mezcla de espinaca con cremoso yogurt entero. Una gran guarnición para muchos platillos: pescado, verduras, carnes o curries.

Porciones: 2— 220 calorías

2 cucharadas de aceite de oliva extra virgen
1 diente de ajo machacado
100 g de espinaca baby
150 g de yogurt griego entero o yogurt vegetal
2 cucharadas de leche entera o leche vegetal
Una pizca de zumaque o semillas de comino tostadas

1. Calienta 1 ½ cucharadas de aceite en una olla grande, añade el ajo y sofríe entre 20 y 30 segundos, mueve hasta que se dore un poco.
2. Agrega la espinaca y cocina 2 minutos o hasta que se reblandezca. Transfiere a un tazón y deja enfriar 15 minutos.
3. Incorpora el yogurt y la leche a la espinaca fría, sazona con una pizca de sal de mar y mucha pimienta negra recién molida. Mezcla bien.
4. Rocía el aceite restante y el zumaque o semillas de comino.

Sugerencia: tuesta las semillas de comino en un sartén seco a fuego medio, entre uno y dos minutos sin dejar de mover, para resaltar su sabor.

POSTRES

Abstente de los alimentos endulzados, dulces o procesados todo lo posible. Son perjudiciales para el microbioma, incluso si comes sano la mayor parte del tiempo, es muy fácil deshacer los beneficios si consumes comida chatarra.

Estos "postres" no tienen azúcar añadida, su dulzura proviene de las frutas o, a veces, de un chorrito de miel de abeja o maple.

La fruta es una magnífica fuente de vitaminas y fibra y contiene una gran variedad de químicos con propiedades antioxidantes y antiinflamatorias, que se concentran sobre todo en la cáscara, así que hay que comerlas completas.

Procura comer varias porciones de fruta al día, lo mejor es después de cada comida, pues así es menos probable que incremente la glucosa. Las que tienen menos azúcar, como moras, manzanas y peras, son mejores opciones. Pero al igual que con las verduras, la variedad es buena.

Panqué de manzana

Este delicioso panqué es una adaptación de un clásico con un twist en beneficio del intestino.

Porciones: 12— 265 calorías

  2 manzanas medianas
  1 cucharada de jugo de limón recién exprimido
  1 cucharadita de canela molida
  3 huevos grandes
  150 g de mantequilla derretida
  200 g de almendras molidas
  50 g de harina de trigo integral con levadura
  100 g de dátiles sin semilla finamente picados
  1 cucharadita de extracto de vainilla
  1 cucharadita de polvo para hornear
  20 g de almendras fileteadas

1. Precalienta el horno a 190°C (horno eléctrico) 170°C (horno de gas). Engrasar un molde para pay y cúbrelo con papel encerado.
2. Corta las manzanas en 12 rodajas (con cáscara). Colócalas en un tazón mediano y mézclalas con el jugo de limón y la canela.
3. Coloca los huevos, la mantequilla, las almendras molidas, la harina, la mitad de los dátiles, el extracto de vainilla y el polvo para hornear en un procesador y muele hasta que quede una mezcla suave. Retira la navaja y revuelve con el resto de los dátiles.
4. Vierte la mezcla en el molde y extiende. Acomoda las manzanas sobre ella formando círculos. Hornea 25 minutos.
5. Saca del horno, espolvorea con las almendras fileteadas y hornea otros 12-15 minutos o hasta que las manzanas estén suaves y las almendras se hayan dorado.
6. Deja enfriar 30 minutos antes de sacar del molde. Corta en rebanadas delgadas para servir.

Pan tostado con plátanos y crujientes nueces de Castilla

Si después de comer necesitas algo extra, este platillo casero es sano y fácil.

Porciones: 1— 325 calorías

　　1 puñado de nueces de Castilla (20 g) picadas
　　1 rebanada delgada de pan de masa madre con semillas
　　20 g de queso para untar entero (1 cucharada) como Philadelphia
　　1 plátano pequeño rebanado
　　1 pizca de canela molida (opcional)

1. Coloca las nueces en un sartén seco a fuego medio. Tuéstalas 2-3 minutos o hasta que se doren un poco. Remueve regularmente.
2. Mientras tanto, tuesta el pan y úntale el queso.
3. Añade el plátano y las nueces, y espolvorea la canela.

Panqué de calabaza, naranja y chabacanos

Un gran sabor a naranja y con poquísima azúcar, este panqué es delicioso y bueno para el microbioma. Sirve en cuadritos como si fueran *brownies*.

Porciones: 20— 145 calorías

100 g de aceite de coco derretido y un poco más para engrasar
4 huevos medianos
150 g de chabacanos deshidratados picados
2 cucharaditas de extracto de vainilla
2 calabazas chicas (250 g) ralladas
100 g de harina de trigo integral con levadura
150 g de almendras molidas
1 cucharadita de mezcla de especias: canela, nuez moscada, clavo,
    jengibre, pimienta rosa y semilla de cilantro
1½ cucharadita de polvo para hornear
La ralladura de 1 naranja grande
3 bolitas de jengibre en almíbar, escurrido y finamente picado

1. Precalienta el horno a 180°C (horno eléctrico) 160°C (horno de gas). Engrasa un molde cuadrado para panqué de 23 cm y fórralo con papel encerado.
2. Coloca los huevos, chabacanos, aceite y vainilla en un tazón grande y muele con una licuadora de inmersión (o en procesador), hasta que los chabacanos queden bien picados y los huevos adquieran un color pálido. Añade la mitad de la calabaza rallada, la harina, la almendra molida, las especias y el polvo para hornear. Vuelve a moler.
3. Incorpora la ralladura de naranja, la calabaza restante y el jengibre.
4. Vierte en el molde y extiende, hornea 30-35 minutos o hasta que esponje, se dore y al tocarlo esté firme.
5. Deja enfriar 10 minutos, voltea y vuelve a enfriar. Corta en cuadritos para servir.

Crocante de moras y nueces

Moras saludables, nueces y fibra integral: acompaña con *crème fraîche* entera o yogurt griego.

Porciones: 5— 230 calorías

> 500 g de mezcla de moras congeladas o frescas
> 50 g de chabacanos deshidratados finamente picados
> 1 cucharada de miel

Para la cobertura

> 40 g de mantequilla o aceite de coco
> 40 g de harina integral
> 40 g de hojuelas de avena
> 40 g de almendras fileteadas
> ½ cucharadita de canela molida

1. Precalienta el horno a 200°C (horno eléctrico) o 180°C (horno de gas).
2. Coloca las moras en un molde para pay con capacidad de un litro. Agrega 4-5 cucharadas de agua, los chabacanos y la miel, y revuelve.
3. Para hacer la cobertura, mezcla en un tazón grande la mantequilla o el aceite de coco, la harina, la avena, las almendras y la canela. Espolvorea esta mezcla sobre la fruta.
4. Coloca el molde en una bandeja para hornear y hornea 30-40 minutos o hasta que el relleno esté caliente y se haya dorado la cobertura.

Sugerencia: puedes incorporar fresas por su dulzor natural.

VERDURAS FERMENTADAS

Los alimentos fermentados son divertidos, baratos y sencillos, y cada vez son más populares. Se les valora por sus sabores dulces y ácidos, así como por su alto contenido de probióticos.

Fermentar tus propias verduras aporta variedad, sabor y muchos más microbios saludables que cualquier cosa que encuentres en el súper. Experimenta con distintas verduras y especias.

Llena el refrigerador con frascos de verduras coloridas. Al principio, mientras el microbioma se acostumbra, pueden causar gases, así que empieza con moderación. Si tienes inmunosupresión, consúmelas con cuidado o evítalas por completo.

Los frascos deben estar limpios, lo mismo que tus manos. La sal mata la mayoría de las bacterias malas, fuera de las bacterias que necesitas para fermentar. Lo mejor es usar verduras orgánicas.

Aquí no hace falta contar las calorías, los alimentos fermentados son de consumo libre...

Cebolla morada encurtida

Esta es una de nuestras favoritas: los aros rosados de cebolla jugosa, dulce y salada aportan mucho sabor y *crunch* a cualquier platillo. En sentido estricto, se fermentan en vinagre (no se encurten), por eso saben mejor y son buenos para el microbioma.

¼ de betabel pequeño, pelado
2 cebollas moradas orgánicas, peladas y rebanadas en aros delgados
3 cucharaditas de sal de mar
1 frasco de 500 ml con tapa que cierre bien, limpio
1 pizca de semillas de cilantro
½ cucharadita de pimienta en grano

1. Ralla el betabel y colócalo en un tazón. Agrega las cebollas y la sal en capas.
2. Revuelve con las manos (puedes usar guantes para no mancharte). Deja reposar de 30 minutos a 2 horas para que suelten sus jugos.
3. Llena el frasco con las verduras, la pimienta y las semillas de cilantro, en capas, y añade el líquido restante. Con un objeto plano como la punta de un rodillo, presiona las verduras para que suelten burbujas de aire y se sumerjan muy bien. Si no hay suficiente líquido para cubrirlas, agrega agua filtrada por cucharadas hasta que se llene por debajo de los 2 cm del borde del frasco.
4. Cierra muy bien el frasco y déjalas reposar a temperatura ambiente 5-10 días. Abre diariamente para soltar los gases una o dos veces, sobre todo al principio, presionando las verduras para que suelten sus burbujas. Refrigera para ralentizar la fermentación, deben durar entre dos y tres meses. Retira trozos negros o con moho y si desarrolla un aroma desagradable, es mejor tirarlo. El aroma natural es ligeramente dulce, a levadura y ácido.

Hinojo y cebolla

Una manera maravillosa de reunir dos de las verduras con más prebióticos con todas sus propiedades beneficiosas para el microbioma.

2 bulbos de hinojo de buen tamaño en julianas
2 cebollas chicas en julianas
2 cucharaditas de sal de mar
1 frasco de 500 ml con tapa que cierre bien, limpio
½ cucharadita de pimienta en grano
½-1 cucharadita de hojuelas de chile seco

1. Coloca el hinojo, las cebollas y la sal en un tazón grande y revuélvelos
   con las manos. Deja reposar de 30 minutos a 2 horas para que suelten
   sus jugos.
2. Llena el frasco con las verduras y añade el líquido restante. Con un
   objeto plano como la punta de un rodillo, presiona las verduras para
   que suelten burbujas de aire y se sumerjan muy bien en el líquido.
   Si no hay suficiente para cubrirlas, añade agua filtrada por cucharadas (no más de 200 ml) hasta que se llene por debajo de los 2 cm del
   borde del frasco.
3. Añade la pimienta y el chile y cierra muy bien el frasco, déjalo reposar a temperatura ambiente 5-10 días. Abre diariamente para soltar
   los gases una o dos veces al día, sobre todo los primeros días, presionando las verduras para que suelten las burbujas. Refrigera para
   ralentizar la fermentación, deben durar entre dos y tres meses. Retira
   trozos negros o con moho y si desarrolla un aroma desagradable, es
   mejor tirarlo. El aroma natural es ligeramente dulce, a levadura y
   ácido.

APÉNDICE: EJERCICIOS

Ejercicios de resistencia

Después de los 30 años, la mayoría de las personas empezamos a perder músculo. Si no eres activo puede suponer 5% de la masa muscular por cada década. El músculo te hace ver tonificado, permite quemar más calorías y fomenta el sueño profundo, ¿qué más quieres? La mejor manera de conservarlos es hacer pesas o ejercicios de resistencia. Tengo un entrenamiento que denomino Fuerza en un dos por tres y procuro hacerlo todas las mañanas. Trabaja varios músculos y requiere unos minutos. Es una combinación de seis ejercicios que trabajan el tren superior (lagartijas y fondos), las piernas (sentadillas y desplantes) y el abdomen (planchas y abdominales). La idea es hacer las repeticiones que puedas en 30 segundos y descansar 10 segundos. Repite todo si puedes.

Lagartijas: recuéstate boca abajo con los brazos extendidos y las palmas a la altura de los hombros y los metatarsos apoyados en el piso. Mantén el cuerpo derecho. Baja el cuerpo hasta que los codos formen un ángulo recto con el piso y levanta. Si se te dificulta, apoya las rodillas en el piso (no saques los glúteos al bajar y mantén la espalda recta).

Sentadillas: párate con los pies separados al ancho de los hombros. Baja desde la cadera, mantén el peso en los talones. Asegúrate de mantener la espalda recta. Sigue bajando hasta que los muslos formen ángulos rectos con el piso: imagínate que te vas a sentar en una silla (al hacerlo, las rodillas no deben rebasar las puntas de los pies). Regresa sin doblar la espalda. Las sentadillas trabajan los músculos más grandes del cuerpo. Agrega pesas para aumentar la dificultad.

Abdominales: recuéstate de espaldas con las rodillas dobladas y los pies apoyados en el piso, recarga las manos en la nuca. Levanta los hombros y la espalda alta, y dobla el torso sin levantar la espalda baja del piso. Mete la barbilla al pecho. Regresa suavemente.

Planchas: recuéstate boca abajo y apóyate en los antebrazos y dedos de los pies, el cuerpo debe formar una línea recta de pies a cabeza.

No levantes ni bajes el torso. Aprieta los glúteos y mantén la postura todo lo que puedas. No debe causar dolor en la espalda baja.

Desplantes: párate con la espalda derecha y los pies separados al ancho de los hombros. Da un paso al frente y dobla ambas rodillas hasta que los muslos formen ángulos rectos con el piso, mantén el torso recto. Regresa a la posición de inicio y repite con la otra pierna.

Fondos: de pie, de espaldas a una silla o banca, coloca las palmas en el asiento, dobla las rodillas hasta que los muslos formen ángulos rectos con el piso, mantén la cadera recta. Dobla los codos para bajar el cuerpo hasta que los glúteos casi toquen el piso. Regresa usando sólo la fuerza de los brazos.

Ejercicio aeróbico vigoroso

La recomendación estándar es hacer por lo menos 150 minutos de actividad aeróbica moderada (caminar, nadar, podar el jardín) o 75 minutos de actividad aeróbica vigorosa (correr, bicicleta, bailar) por semana.

Camino rápido (por lo menos 30 minutos al día) y me traslado en bicicleta.

Además, hago un entrenamiento muy breve de HIIT tres veces a la semana. Es súper corto, pero el objetivo es subir el ritmo cardiaco. Los beneficios son numerosos y puedes consultarlos en thefast800.com.

Hago este entrenamiento en casa, pero lo mejor (al menos al inicio) es hacerlo en un espacio supervisado, como un gimnasio. Al igual que con otros ejercicios, es recomendable consultar con tu médico antes de realizarlos, sobre todo si estás tomando algún medicamento.

El régimen HIIT de Michael

Mi régimen consiste en tres series de 20 segundos, tres veces por semana en una bici fija. Si no tienes condición física, empieza con dos series de 10 segundos y ve aumentando poco a poco durante el curso de 15 días.

1. Empieza pedaleando en una bici fija sin resistencia, para calentar, despacio. Apenas debes sentir el esfuerzo en los muslos.

2. Después de unos minutos empieza a pedalear más rápido y sube la resistencia. La cantidad de resistencia dependerá de tu fuerza y condición. Debes sentir el esfuerzo a los 15 segundos de aumentar la velocidad.

3. Si luego de 15 segundos puedes seguir al mismo ritmo sin esforzarte mucho, entonces sube la resistencia. No te excedas, es cuestión de probar. A medida que va mejorando tu condición, aumenta la resistencia. El objetivo es el esfuerzo, no la velocidad.

4. Después de la primera serie de velocidad, baja la resistencia y pedalea unos minutos para recuperar el aliento.

5. Hazlo dos veces más.

6. Termina con unos minutos de pedaleo lento para normalizar el ritmo cardiaco y la presión sanguínea antes de bajarte de la bici. En total hago esta rutina en menos de 10 minutos.

NOTAS

1   Prefrontal atrophy, disrupted NREM slow waves and impaired hippocampal-dependent memory in aging. *Nature Neuroscience*, 2013. https://www.ncbi.nlm.nih.gov/pubmed/23354332

2   The effects of partial sleep deprivation on energy balance. *Eur J Clin Nutr*, 2016. https://www.ncbi.nlm.nih.gov/pubmed/27804960

3   Acute sleep restriction increases dietary intake in preschool-age children. *J of Sleep Research*, 2015. https://onlinelibrary.wiley.com/doi/full/10.1111/jsr.12450

4   Associations between short sleep duration and central obesity in women. *Sleep*, 2010. https://www.ncbi.nlm.nih.gov/pubmed/20469801

5   The impact of sleep on female sexual response and behavior. *J of Sexual Medicine*, 2015. https://onlinelibrary.wiley.com/doi/full/10.1111/jsm.12858

6   Sex and sleep: perceptions of sex as a sleep promoting behavior in the general adult population. *Frontiers in Public Health*, 2019. https://www.frontiersin.org/articles/10.3389/fpubh.2019.00033/full

7   Validity, potential clinical utility and comparison of a consumer activity tracker and a research-grade activity tracker in insomnia disorder II: Outside the laboratory. *J of Sleep Research*, 2020. https://www.ncbi.nlm.nih.gov/pubmed/31680327

8   Gender and time for sleep among U.S. adults. *Am Sociol Rev*, 2013. https://www.ncbi.nlm.nih.gov/pmc/articles/PMC4164903

9   A marker for the end of adolescence. *Current Biology*, Vol 14. https://www.cell.com/current-biology/pdf/S0960-9822(04)00928-5.pdf

10 School start time change, sleep duration and driving accidents in high-school students. *Chest J*, 2019 https://journal.chestnet.org/article/S0012-3692(19)30482-9/fulltext

11 Resetting the late timing of 'night owls' has a positive impact on mental health and performance. *Sleep Medicine*, 2019. https://www.sciencedirect.com/science/article/abs/pii/S1389945719301388

12 Entrainment of the human circadian clock to the natural light-dark cycle. *Current Biology*, 2013. https://www.ncbi.nlm.nih.gov/pubmed/23910656

13 In short photoperiods, human sleep is biphasic. *J of Sleep Research*, 1992. https://www.ncbi.nlm.nih.gov/pubmed/10607034

14 Truck drivers should be routinely tested for sleep apnoea. *Guardian*, 2019. https://www.theguardian.com/society/2019/sep/30/truck-drivers-should-be-routinely-tested-for-sleep-apnoea

15 Lifestyle intervention with weight reduction; First-line treatment in mild obstructive sleep apnea. *AJRCCM*, 2019. https://www.atsjournals.org/doi/full/10.1164/rccm.200805-669OC

16 Why lack of sleep is bad for your health. *NHS*, 2018. https://www.nhs.uk/
live-well/sleep-and-tiredness/why-lack-of-sleep-is-bad-for-your-health/

17 Sleep patterns and school performance of Korean adolescents assessed using a
Korean version of the pediatric daytime sleepiness scale. *Korean J of Pediatrics*,
2011. https://www.ncbi.nlm.nih.gov/pmc/articles/PMC3040363

18 In US, 40% get less than recommended amount of sleep. *Wellbeing*, 2013.
https://news.gallup.com/poll/166553/less-recommended-amount-sleep.aspx

19 The sleep habits of an Australian adult population. *Monash University*, 2015.
https://www.sleephealthfoundation.org.au/pdfs/sleepweek/SHF%20Sleep%20
Survey%20Report_2015_final.pdf

20 Associations of longitudinal sleep trajectories with risky sexual behavior during late adolescence. *Health Psychol*, 2019. https://www.ncbi.nlm.nih.gov/
pubmed/31157533

21 Long-term effects of pregnancy and childbirth on sleep satisfaction and duration of first-time and experienced mothers and fathers. *Sleep*, 2019. https://
www.ncbi.nlm.nih.gov/pubmed/30649536

22 Menopause and sleep. *Sleep Foundation*. https://www.sleepfoundation.org/
articles/menopause-and-sleep

23 Health related quality of life after combined hormone replacement therapy.
BMJ, 2008. https://www.bmj.com/content/337/bmj.a1190.abstract

24 Physiological correlates of prolonged sleep deprivation in rats. *Science*, 1983.
https://science.sciencemag.org/content/221/4606/182

25 The boy who stayed awake for 11 days. *BBC*, 2018. https://www.bbc.com/future/
article/20180118-the-boy-who-stayed-awake-for-11-days

26 Night watch in one brain hemisphere during sleep associated with the first-night
effect in humans. *Current Biology*, 2016. https://www.cell.com/current-biology/
fulltext/S0960-9822(16)30174-9#%20

27 A rare mutation of B_1-Adrenergic Receptor affects sleep/wake behaviors. *Neu-
ron*, 2019. https://www.cell.com/neuron/fulltext/S0896-6273(19)30652-X

28 'I fell asleep at the wheel': The dangers of doctors driving home. *Guardian*,
2016. https://www.theguardian.com/healthcare-network/2016/jul/26/two-in-
five-doctors-fallen-asleep-wheel-night-shift

29 Acute sleep deprivation and culpable motor vehicle crash involvement. *Sleep*,
2018. https://www.ncbi.nlm.nih.gov/pubmed/30239905

30 Daylight savings time and myocardial infarction. *BMJ*, 2014 https://openheart.
bmj.com/content/1/1/e000019

31 Spring forward at your own risk: Daylight saving time and fatal vehicle crashes.
American Economic J, 2016. https://pubs.aeaweb.org/doi/pdfplus/10.1257/app.
20140100

32 Sleepy punishers are harsh punishers: Daylight saving time and legal sentences. *APA PsycNet*, 2017. https://psycnet.apa.org/record/2017-06044-010

33 Effects of initiating moderate alcohol intake on cardiometabolic risk in adults with type 2 diabetes. *Ann Intern Med*, 2015. https://www.ncbi.nlm.nih.gov/pubmed/26458258

34 Beneficial effects of low alcohol exposure, but adverse effects of high alcohol intake on glymphatic function. *Open Access*, 2018. https://www.nature.com/articles/s41598-018-20424-y

35 Before-bedtime passive body heating by warm shower or bath to improve sleep. *Sleep Medicine Reviews*, 2019. https://www.sciencedirect.com/science/article/abs/pii/S1087079218301552?via%3Dihub

36 Can music help you calm down and sleep better? *Sleep Foundation*. https://www.sleepfoundation.org/articles/can-music-help-you-calm-down-and-sleep-better

37 The effects of bedtime writing on difficulty falling asleep: A polysomnographic study comparing to-do lists and completed activity lists. *J Exp Psychol Gen*, 2018. https://www.ncbi.nlm.nih.gov/pmc/articles/PMC5758411/

38 Insomnia: Pharmacologic therapy. *Am Fam Physician*, 2017. https://www.ncbi.nlm.nih.gov/pubmed/28671376

39 Australian public assessment report for melatonin. 2011. https://www.tga.gov.au/sites/default/files/auspar-circadin-110118.pdf

40 Circadin 2 mg prolonged-release tablets. https://www.medicines.org.uk/emc/product/2809/smpc

41 A systematic review of the effect of inhaled essential oils on sleep. *J Alt and Comp Medicine*, 2014. https://www.liebertpub.com/doi/10.1089/acm.2013.0311

42 Runner-up: Tim Cook, the technologist. *Time*, 2012. https://poy.time.com/2012/12/19/runner-up-tim-cook-the-technologist/2

43 This is when successful people wake up. *HuffPost*. https://www.huffpost.com/entry/this-is-when-successful-people-wake-up_b_596d17a3e4b0376db8b65a1a

44 The effect of resistance exercise on sleep. *Sleep Medicine Reviews*, 2018. https://www.sciencedirect.com/science/article/abs/pii/S1087079216301526

45 Effect of breakfast on weight and energy intake: Systematic review and meta-analysis of randomised controlled trials. *BMJ*, 2019. https://www.bmj.com/content/364/bmj.l42

46 Fiber and saturated fat are associated with sleep arousals and slow wave sleep. *J of Clinical Sleep Medicine*, 2016. https://jcsm.aasm.org/ViewAbstract.aspx?pid=30412

47 Effects of diet on sleep quality. *Advances in Nutrition*, 2016. https://www.ncbi.nlm.nih.gov/pmc/articles/PMC5015038

48 A randomised controlled trial of dietary improvement for adults with major depression (the 'SMILES' trial). *BMC Medicine*, 2017. https://bmcmedicine. biomedcentral.com/articles/10.1186/s12916-017-0791-y

49 Gut microbiome diversity is associated with sleep physiology in humans. *PLoS One*, 2019. https://www.ncbi.nlm.nih.gov/pubmed/31589627

50 Effects of a tart cherry juice beverage on the sleep of older adults with insomnia. *J of Medicinal Food*, 2010. https://www.liebertpub.com/doi/abs/10.1089/ jmf.2009.0096

51 Effect of kiwifruit consumption on sleep quality in adults with sleep problems. *Asia Pacific J of Clinical Nutrition*, 2011. https://www.ncbi.nlm.nih.gov/ pubmed/21669584

52 Sweet dreams are made of cheese. *Scitable*, 2013. https://www.nature.com/ scitable/blog/mind-read/sweet_dreams_are_made_of

53 Primary prevention of cardiovascular disease with a Mediterranean diet. *New England J of Medicine*, 2013. https://www.nejm.org/doi/full/10.1056/ NEJMoa1200303

54 Adherence to the Mediterranean diet is associated with better sleep quality in Italian adults. *Nutrients*, 2019. https://www.ncbi.nlm.nih.gov/pmc/articles/ PMC6566275/

55 The mediterranean healthy eating, aging, and lifestyles (MEAL) study. *International J of Food Sciences and Nutrition*, 2017. https://www.ncbi.nlm.nih.gov/ pubmed/27919168

56 Mediterranean diet pattern and sleep duration and insomnia symptoms in the Multi-Ethnic Study of Atherosclerosis. *Sleep*, 2018. https://www.ncbi.nlm.nih. gov/pmc/articles/PMC6231522/

57 Fiber and saturated fat are associated with sleep arousals and slow wave sleep. *Journal of Clinical Sleep Medicine*, 2016. https://jcsm.aasm.org/ViewAbstract. aspx?pid=30412

58 A randomised controlled trial of dietary improvement for adults with major depression (the 'SMILES' trial). *BMC Medicine*, 2017. https://bmcmedicine. biomedcentral.com/articles/10.1186/s12916-017-0791-y

59 Red meat consumption and mood anxiety disorders. *APA PsycNet*, 2012. https:// psycnet.apa.org/record/2012-15003-012

60 A Mediterranean-style dietary intervention supplemented with fish oil improves diet quality and mental health in people with depression (HELFIMED). *Nutritional Neuroscience*, 2019. https://www.ncbi.nlm.nih.gov/pubmed/29215971

61 Scientists bust myth that our bodies have more bacteria than human cells. *Nature*, 2016. https://www.nature.com/news/scientists-bust-myth-that-our- bodies-have-more-bacteria-than-human-cells-1.19136

62 Gut microbiome diversity is associated with sleep physiology in humans. *PLoS One*, 2019. https://www.ncbi.nlm.nih.gov/pubmed/31589627

63 Enhancing influence of intranasal interleukin-6 on slow-wave activity and memory consolidation during sleep. *Faseb J*, 2009. https://www.fasebj.org/doi/10.1096/fj.08-122853

64 Association between maternal fermented food consumption and infant sleep duration. *PLoS One*, 2019. https://www.ncbi.nlm.nih.gov/pubmed/31584958

65 Effects of probiotics on cognitive reactivity, mood, and sleep quality. *Front Psychiatry*, 2019. https://www.ncbi.nlm.nih.gov/pmc/articles/PMC6445894

66 Ten-hour time-restricted eating reduces weight, blood pressure, and atherogenic lipids in patients with metabolic syndrome. *ScienceDirect*, 2010. https://www.sciencedirect.com/science/article/pii/S1550413119306114

67 Treatment of chronic insomnia by restriction of time in bed. *Sleep*, 1987. https://www.ncbi.nlm.nih.gov/pubmed/3563247

68 The evidence base of sleep restriction therapy for treating insomnia disorder. *Sleep Medicine Reviews*, 2014. https://www.ncbi.nlm.nih.gov/pubmed/24629826

69 Meta-analysis of the antidepressant effects of acute sleep deprivation. *J of Clinical Psychiatry*, 2017. https://www.ncbi.nlm.nih.gov/pubmed/28937707

70 Exercise to improve sleep in insomnia: exploration of the bidirectional effects. *J of Clinical Sleep Medicine*, 2013. https://www.ncbi.nlm.nih.gov/pmc/articles/PMC3716674

71 Experimental 'jet lag' inhibits adult neurogenesis and produces long-term cognitive deficits in female hamsters. *PloS One*, 2010. https://pubmed.ncbi.nlm.nih.gov/21152025/

72 Melatonin for the prevention and treatment of jet lag. *Cochrane*, 2002. https://www.cochranelibrary.com/cdsr/doi/10.1002/14651858.CD001520/full

73 Using the Argonne diet in jet lag prevention. *Military Medicine*, 2002. https://www.ncbi.nlm.nih.gov/pubmed/12099077

74 Common sleep disorders increase risk of motor vehicle crashes and adverse health outcomes in firefighters. *J of Clinical Sleep Medicine*, 2015. http://jcsm.aasm.org/ViewAbstract.aspx?pid=29921

75 Sleep disorders, health, and safety in police officers. *JAMA*, 2011. https://jama-network.com/journals/jama/fullarticle/1104746

76 Optimal shift duration and sequence. *American J of Public Health*, 2007. https://www.ncbi.nlm.nih.gov/pmc/articles/PMC1854972

77 Workplace interventions to promote sleep health and an alert, healthy workforce. *J of Clinical Sleep Medicine*, 2019. https://www.ncbi.nlm.nih.gov/pmc/articles/PMC6457507

78 The impact of sleep timing and bright light exposure on attentional impairment during night work. *J of Biological Rhythms*, 2008. https://pubmed.ncbi.nlm. nih.gov/18663241-the-impact-of-sleep-timing-and-bright-light-exposure-on-attentional-impairment-during-night-work

79 Does modifying the timing of meal intake improve cardiovascular risk factors? *BMJ Open*. https://bmjopen.bmj.com/content/8/3/e020396

80 Shift work, role overload, and the transition to parenthood. *Wiley Online*, 2007. https://onlinelibrary.wiley.com/doi/full/10.1111/j.1741-3737.2006.00349.x

81 Modafinil for excessive sleepiness associated with chronic shift work sleep disorder. *Prim Care Companion J Clin Psych*, 2007. https://www.ncbi.nlm.nih.gov/pmc/articles/PMC1911168

82 Modafinil increases the latency of response in the Hayling Sentence Completion Test in healthy volunteers. *PLoS One*. https://journals.plos.org/plosone/article?id=10.1371/journal.pone.0110639

Índice de recetas

DESAYUNO Y ALMUERZO. 152
Uvas negras con yogurt y almendras 153
Malteada de avena y nueces. 154
Avena rosada fría 155
Huevo revuelto con *kimchi*. 156
Muffins salados de camote con queso feta 157

COMIDAS LIGERAS 159
Sopa de coliflor y pimientos rojos asados 160
Sopa de alcachofas de Jerusalén 161
Caldo de pollo antiinflamatorio estilo chino 162
Tallarines con pollo y *bok choy* 163
Caldo de tofu, poro y *kimchi* 164
Sopa de lentejas con curry y cúrcuma 165
Endibia al horno con prosciutto 167
Ensalada de salmón ahumado del Dr. Tim 168
Camote al horno con trucha ahumada 169
Berenjena a la plancha con queso feta y piñones. 170
Pasta con chícharos y queso de cabra. 171
Pasta de salmón ahumado, anchoas, alcachofas y brócoli 172
Sardinas en pan de masa madre con semillas. 173
Risotto instantáneo de hongos con edamame 174

PARA LLEVAR 176
Apio con dip de queso azul. 177
Dip de nueces de la India, queso ricota y pimiento rojo 178
Camarones pacotilla y ensalada de col morada con pan de masa
    madre. 179
Pan pita de trucha ahumada, betabel y tahini 180
Ensalada de frijoles negros con aguacate y limón 181
Rollo *nori* de cangrejo 182
Palomitas de nori con chile 184
Tabulé con queso de cabra. 185

PLATILLOS PRINCIPALES 186
Trucha con puré de apionabo 187
Guiso de res y alcachofas de Jerusalén..................... 188
Gratín de anchoas con apionabo al horno 189
Pollo y verduras al horno 190
Tajine de pollo con garbanzos y dátiles..................... 191
Albóndigas con queso feta y berenjena 192
Curry de champiñones, garbanzos y kale 193
Ratatouille con alubias................................. 194
Shepherd's pie con nabo y puré de alubias 195
Gratín de pescado ahumado 197
Boloñesa de pavo y lentejas 198
Ensalada tibia de salmón y calabaza mantequilla con un
    toque de nori....................................... 199

GUARNICIONES DE VERDURA 201
Hinojo y cebolla al horno especiados con cúrcuma 202
Guiso de col morada con nueces de Castilla y manzana 203
Verduras al horno con tomillo........................... 204
Ensalada arcoíris con semillas........................... 205
Garbanzos machacados................................. 206
Espinacas en yogurt con ajo............................ 207

POSTRES 208
Panqué de manzana................................... 209
Pan tostado con plátanos y crujientes nueces de Castilla 210
Panqué de calabaza, naranja y chabacanos................. 211
Crocante de moras y nueces 212

VERDURAS FERMENTADAS 213
Cebolla morada encurtida 214
Hinojo y cebolla 215

ÍNDICE ANALÍTICO

abordar tus pensamientos, 85-86, 130-131

acampar, 42-43

accidentes

automovilísticos, 17, 40, 65-67, 142

caminar dormido, 50-51

aceites esenciales, 78, 83

ácido butírico, 103

adenosina, 35-36, 63, 73

adolescentes, 10, 39-40, 43, 53, 56, 74

adrenalina, 23

aguacate, 83

Ensalada de frijoles negros con limón y aguacate, 181

Ensalada de salmón ahumado del Dr. Tim, 168

Rollo *nori* de cangrejo, 182

Albóndigas con queso feta y berenjena, 192

alcachofas de Jerusalén

Guiso de res y alcachofas de Jerusalén, 188

Pasta de salmón ahumado, anchoas, alcachofas y brócoli, 172

Sopa de alcachofas de Jerusalén, 161

alcohol, 76-77, 126-127

algas marinas, véase *nori*

alimentación de tiempo restringido (TRE)

beneficios, 75-76

método, 75-76, 112-113, 127

programa Duerme en un dos por tres, 112-113, 127

trabajo por turnos, 143-145

alimentos fermentados, 111, 119, 213-215

alimentos, véase también dietas; comer

calidad del sueño, 13, 93

chatarra, 39, 47, 56, 73, 98, 145

emulsificadores, 104

fermentados, 119

fuentes de magnesio, 83

prebióticos, 106-110

reloj biológico, 36-37

retirar tentaciones, 73-74

almendras

Avena rosada fría, 155

Crocante de moras y nueces, 212

Ensalada de salmón ahumado del Dr. Tim, 168

Malteada de avena y nueces, 154

Muffins salados de camote con queso feta, 157

Panqué de calabaza, naranja y chabacano, 211

Panqué de manzana, 209

Tajine de pollo con garbanzos y dátiles, 191

Uvas negras con yogurt y almendras, 153

almohadas, 120-121

alondras, 37-43, 87-88, 144

alucinaciones, 59, 61, 95

Alzhéimer, 21, 47

amígdalas, 23

amitriptilina, 82

análisis de laboratorio, 55-56, 64, 98

anchoas

Gratín de anchoas con apionabo al horno, 189

Pasta de salmón ahumado, anchoas, alcachofas y brócoli, 172

animales, 58-59, 64
ansiedad, 28-29, 56, 71-72, 82-83, 100,
    130-132
antihistamínicos, 82
antioxidantes, 101
antojos, 26, 76, 118
apetito y hormonas, 27, 118-119
apio
    Apio con dip de apio de queso
        azul, 177
    Sopa de coliflor y pimientos rojos
        asados, 160
apionabo
    Gratín de anchoas con apionabo
        al horno, 189
    Trucha con puré de apionabo,
        187
apnea del sueño, 28-29, 45-48, 142
apnea obstructiva del sueño (saos),
    45-48, 142
apps, 132
arañas, 24
Archer, Simon, 38
arroz
    Risotto instantáneo de hongos
        con edamame, 174
    Rollo nori de cangrejo, 182
Aserinsky, Eugene, 16-17
avena, 107
    Avena rosada fría, 155
    Crocante de moras y nueces, 212
    Malteada de avena y nueces, 154
ayuno intermitente, 74-76, 112
azúcar, 13, 26-27

bacterias intestinales, véase
    microbioma
bacteroidetes, 94, 105
Bailey, Clare
    parasomnia, 10-11
    turnos de residente, 10-11, 49, 59,
        65

bajar de peso
    alimentación de tiempo
        restringido (TRE), 112-113
    dejar de roncar, 47-48
    terapia de restricción del sueño
        (TRS), 119, 133
baños en regadera, 78-79
baños en tina, 78-79, 83
bebidas
    alcohol, 76-77, 126-127
    cafeína, 35-36, 66, 127, 145
    en la noche, 77-78
benzodiacepina, 82
berenjenas
    Albóndigas con queso feta y
        berenjena, 192
    Berenjena a la plancha con queso
        feta y piñones, 170
    Ratatouille con alubias, 194
Berger, Hans, 15-16
betabel
    Cebolla morada encurtida, 214
    Ensalada arcoíris con semillas,
        205
    Pan pita de trucha ahumada,
        betabel y tahini, 180
beta-glucanos, 108
Bifidobacterium, 104, 109, 112
Bimuno, 109-110, 118
bok choy, véase tallarines
brócoli
    Ensalada de salmón ahumado del
        Dr. Tim, 168
    Pasta de salmón ahumado,
        anchoas, alcachofas y brócoli,
        172
búhos, 37-43, 72, 144
Burnet, Phil, 158
Bush, George W., 200

cacao, 109
café, 54, 66, 70

cafeína, 35-36, 66, 127, 145
   efectos con la píldora
      anticonceptiva, 36
caja de fototerapia, 89, 118, 145
calabazas
   Ensalada tibia de salmón y
      calabaza mantequilla con un
      toque de *nori*, 199
   Panqué de calabaza, naranja y
      chabacanos, 211
   Verduras al horno con tomillo,
      204
Caldo de tofu, poro y *kimchi*, 164
calidad del sueño
   alimentación, 13, 93, 97-99, 101
   diversidad del microbioma, 105
   grasa corporal, 27-28
   probióticos, 109
cama, 12, 58, 71, 84, 120-121
Camarones pacotilla y ensalada de
   col morada con pan de masa madre,
   179
cambio de horario, 66
caminar, 88, 128, 146, 218
caminar dormido, 11, 20, 49-51
camote
   Camote al horno con trucha
      ahumada, 169
   Muffins salados con camote y
      queso feta, 157
   Pollo y verduras al horno, 190
   Verduras al horno con tomillo,
      204
Canción de Navidad (Dickens), 95
cangrejo
   Rollo *nori* de cangrejo, 182
cantidad de sueño
   evolución, 58-59
   pruebas, 54-55
   recomendada, 53
   tiempo en la cama vs horas
      dormido, 54

cazadores-recolectores, 78
cebada, 108
cebolla, 106
   Albóndigas con queso feta y
      berenjena, 192
   Cebolla morada encurtida, 214
   Hinojo y cebolla al horno
      especiados con cúrcuma, 202
   Hinojo y cebolla (fermentados),
      215
   Muffins salados de camote con
      queso feta, 157
   Pollo y verduras al horno, 190
   Ratatouille con alubias, 194
   Verduras al horno con tomillo,
      204
celulares, 21, 39, 42, 55, 73-74, 78, 121
Centro de Alimentación y Estado de
   ánimo, 94, 99
cerebro, véase también memoria
   capacidad de almacenamiento, 21
   creencias sobre el sueño, 15
   desarrollo evolutivo, 59
   efecto del insomnio, 70
   electroencefalografía (EEG),
      16-18, 64
   falta de sueño, 9
   inflamación, 99
   neuronas, 20, 29
   nivel de sueño en cada
      hemisferio, 64
   núcleo supraquiasmático (NSQ),
      36-37, 80
   recompensas, 27
   sistema linfático, 20-21, 77
cerezas, 94-95
chabacanos
   Avena rosada fría, 155
   Panqué de calabaza, naranja y
      chabacanos, 211
champiñones
   Boloñesa de pavo y lentejas, 198

Curry de champiñones,
  garbanzos y kale, 193
Ratatouille con alubias, 194
Risotto instantáneo de hongos
  con edamame, 174
Shepherd's pie con nabo y puré de
  alubias, 195
Tallarines con pollo y *bok choy*,
  234
chícharos
  Ensalada tibia de salmón y
    calabaza mantequilla con un
    toque de *nori*, 199
  Gratín de pescado ahumado, 197
  Pasta con chícharos y queso de
    cabra, 171
chocolate, 75
circulación sanguínea, 23, 63, 85
círculo vicioso, insomnio y subir de
  peso, 27-28
circunferencia de la cintura, 118, 133-
  134, 136
circunferencia del cuello y roncar,
  46-47, 51, 118, 133-134
cirugía para dejar de roncar, 49
citoquinas, 20, 105
clorfenamina, 82
clorhidrato de difenhidramina, 82
col
  Camarones pacotilla y ensalada
    de col morada con pan de masa
    madre, 179
  Guiso de col morada con nueces
    de Castilla y manzana, 203
colchón, 120
colesterol, 28, 48, 75, 77, 108
comer, véase también alimentos
  dormido, 20, 49
  en la cama, 126
  horarios de comida, 41, 74-75,
    90-91, 112
  temperatura corporal, 75

comida chatarra, 39, 47, 56, 73, 98, 145
conductas agresivas, 49
conductores
  de ferri, 47
  de tráiler, 47
control de los estímulos, 84
Cook, Tim, 88
cordero
  Albóndigas con queso feta y
    berenjena, 192
  Shepherd's pie con nabo y puré de
    alubias, 195
córtex prefrontal, 22
cortinas, 55, 121
cortisol, 27, 30, 35, 37, 119
Corynebacterium, 105
creatividad, 24-25
cronotipos, 38-39
cuestionarios
  alondras y búhos, 38-39
  Índice de Calidad del Sueño de
    Pittsburgh, 54, 98
  insomnio, 69-70
  puntaje M, 96-97

dátiles
  Guiso de col morada con nueces
    de Castilla y manzana, 203
  Panqué de manzana, 209
  Tajine de pollo con garbanzos y
    dátiles, 191
decidir, 24
defecar, 102
delfín, 64
demencia, 9, 21, 47, 65, 77, 99
depresión, 9, 28, 42, 82, 89, 99-101, 142
desayuno, 90
despertar
  en la noche, 43-45, 84, 86-87
  hormonas, 35
  rutina, 87-88
  tarde los fines de semana, 72-73

diabetes, 9, 26-29, 33, 53, 96, 97, 103, 119, 133, 134, 142, 144
  falta de sueño, 9, 26-27
  prediabetes, 119
  síndrome metabólico, 28
  trabajo por turnos, 142
diario de gratitud, 79-80
diarios, 31, 79, 116, 129, 133
Dickens, Charles, 87, 95
dieta, véase también alimentación de tiempo restringido (TRE); microbioma
  5:2, 26, 47
  16:8, 75
  Argonne, 139-141
  de alimentos crudos, 139-141
  de la "Edad de piedra, 64
  mediterránea, 95-97, 99-101, 119
  ModiMed, 100-101
dieta del cerebro inteligente, La, 71, 93, 111
diferencias de género
  cronotipos, 38-39
  sexo y sueño, 32
dispositivos antirronquidos, 49
divorcio, 142, 147
dopamina, 103
dormir de día, véase también siestas, 54-55, 146

edamame
  Ensalada de salmón ahumado del Dr. Tim, 168
  Ensalada tibia de salmón y calabaza mantequilla con un toque de nori, 199
  Risotto instantáneo de hongos con edamame, 174
Edison, Thomas, 15, 53
eficiencia del sueño, 12, 31-32
  cómo calcularla, 31-32, 116-118
  dieta, 98, 105, 110

genes, 36-38
insomnio, 124
objetivo, 12, 116
Ehret, Charles, 139
ejercicio
  activarse, 128, 134
  aeróbico, 88, 128, 218
  consecuencias para dormir, 128-129
  de respiración, 72, 84, 131
  diversidad del microbioma, 105
  horario, 128
  planear, 129
  resistencia, 88, 128, 217-218
  rutina matutina, 88, 217-218
Ekirch, Roger, 43-44
electroencefalograma (EEG), 16-18, 64
embarazo, 82, 111, 115
emociones
  consecuencias de dormir mal, 28-29
  dieta mediterránea, 99-101
  fase MOR, 23-24
  microbioma, 71, 103
  probióticos, 111-112
  terapia de restricción del sueño (TRS), 123
empleador, trabajo nocturno, 144-145
emulsificadores, 104
endibias, 106-107
  Endibias al horno con prosciutto, 167
  Ensalada arcoíris con semillas, 205
engordar, 9, 26-28
enfermedades cardiacas, 46, 66, 142, 145
enfermedades cardiovasculares, 28, 97, 128, 133, 146
ensaladas
  Ensalada arcoíris con semillas, 205

Ensalada de frijoles negros con
  aguacate y limón, 181
Ensalada de salmón ahumado del
  Dr. Tim, 168
Ensalada tibia de salmón y
  calabaza mantequilla con un
  toque de *nori*, 199
entrenamiento Fuerza, 217-218
envejecimiento
  cantidad de sueño profundo,
    21-22
  falta de sueño, 57
  memoria, 22
  microbioma, 57, 103-104
  roncar, 46, 58
  trabajo por turnos, 144, 146-147
escribir un diario, véase diarios
espasmos mioclónicos, 19
espasmos musculares, 19
espinaca
  Ensalada de salmón ahumado del
    Dr. Tim, 168
  Ensalada tibia de salmón y
    calabaza mantequilla con un
    toque de *nori*, 199
  Espinaca en yogurt con ajo, 207
  Tabulé con queso de cabra, 185
Establos del rey Augías, 20
Estación Espacial Internacional, 78
estado de ánimo, véase emociones
estimulación transcraneal de
  corriente directa, 22
estrés, 19, 27, 119, 149
  oxidativo, 101
estrógeno, 29, 57
estudiar, 22, 148
estudios
  ajustar el reloj circadiano, 41-43
  alcohol, 76-77
  alimentación, 93-95, 97, 101
  alimentación de tiempo
    restringido (TRE), 127

Bimuno, 109-110
cambios de horario, 66-67
cantidad de sueño, 53
cronotipos, 38-39
depresión, 94, 99-101, 147
ejercicio, 128
electroencefalografía (EEG), 16-17
envejecimiento, 22
estado de alerta del cerebro
  cuando dormimos, 64
ganar peso, 26-28
horario de entrada a las escuelas,
  40 *jet lag*, 138-139
melatonina, 81, 139
memoria, 22, 105
microbioma, 94
niños, 27, 39-40
padres con niños pequeños, 56-57
patrones de sueño, 44
privación de sueño, 26-27, 60
quedarse dormido al volante,
  65-66
sexo, 30
terapia de reposición hormonal
  (HRT), 58
terapia de restricción del sueño
  (TRS), 124-125
trabajo nocturno, 142-143, 145-146
euforia, 63
evolución, 44, 64, 137
exámenes, 22, 148

fases del sueño, 18-20
Fast 800, 47-48, 119, 134
fibra
  alimentos fermentados, 119
  calidad del sueño, 13
  dieta mediterránea, 97, 99
  fruta, 208
  microbioma, 101-103, 112
  prebióticos, 106-110
Fisher, Carrie, 46

Fitbit, 30, 32
focos, 15, 120
frecuencia cardiaca, 19
frijoles, 106
    Ensalada de frijoles negros con
        aguacate y limón, 181
    Ensalada de salmón ahumado del
        Dr. Tim, 168
    Ratatouille con alubias, 194
    Shepherd's pie con nabo y puré de
        alubias, 195
fruta, 108, 208
fuerza de voluntad, 129
Fundación Nacional del Sueño, 53, 79,
    120

GABA, 103, 105
Galactooligosacárido (GOS), 109-110
ganas de dormir, 35, 70
garbanzos, 106, 110
    Curry de champiñones,
        garbanzos y kale, 193
    Garbanzos machacados, 206
    Tajine de pollo con garbanzos y
        dátiles, 191
Gardner, Randy, 62
gatos, 59
genes
    alondras y búhos, 38-39
    asimilación de cafeína, 36
    insomnio familiar fatal (IFF),
        61-62
    necesidad de dormir poco, 64-65
    pruebas genéticas, 36
glándula pineal, 78, 80
glándula pituitaria, 20
granos integrales, 107
grasa corporal
    calidad del sueño, 27, 28
    envejecimiento, 46
    visceral, 28, 118, 136
grasas alimenticias, 76, 99

Guiso de res y alcachofas de Jerusalén,
    188
Gratín de anchoas con apionabo al
    horno, 189
Gratín de pescado ahumado, 197

hábitos de sueño, 24, 30, 91
hablar dormido, 11, 20, 49-51
hambre, 27-28, 37, 118-119
heces, 102, 104, 147
Heracles, 20-21
hierro en los alimentos, 100
hígado
    cafeína, 36
    melatonina sintética, 81
    reloj biológico, 37
higiene del sueño, 72, 115, 121, 125-126,
    128
hinojo
    Hinojo y cebolla al horno
        especiados con cúrcuma, 202
    Hinojo y cebolla (fermentados),
        215
hipersomnia, 47
hipnograma, 18
hipocampo, 22, 138
hipotálamo, 37
historia
    actitudes frente al sueño, 9, 15
    electroencefalografía (EEG), 16-17
    patrones de sueño
        preindustriales, 43-44
hombres, el sexo y el sueño, 32
hora de dormir
    antes de medianoche, 21, 72-73
    rutinas, 78-81
    terapia de restricción del sueño
        (TRS), 122
horario de entrada a las escuelas, 40,
    56
hormonas
    apetito, 27

de crecimiento, 20
despertar, 35
estrés, 27
menopausia, 57-58
microbioma, 71, 103, 105, 118-119
pelea o huida, 23-24
reloj circadiano, 37, 42, 63
sexo, 29-30
sueño MOR, 24
HRT, véase Terapia de reposición
    hormonal
Huevo revuelto con *kimchi*, 156

idas al baño, 43, 57, 70, 86, 138
Índice de Calidad del Sueño de
    Pittsburgh, 54, 98
inercia del sueño, 91
infarto, véase enfermedades cardiacas
infecciones y falta de sueño, 20
inflamación, 99, 101, 103, 133
inmunosupresión, 29, 112-213
insomnio, véase también Terapia de
    Restricción del Sueño (TRS)
    cuestionario, 69-70
    experiencia de Michael, 10-11,
        43-45, 84
    genes, 36
    insomnio familiar fatal (IFF),
        61-62
    menopausia, 57-58
    preocupaciones sobre, 84
    reglas para seguir, 197
    tiempo de reacción, 62-63
    tipos de, 43, 70
Insomnio familiar fatal (IFF), 61-62
insulina, 28, 77
intención paradójica, 131
interleucina-6, 105
intestino, véase microbioma
inulina, 106

Jacka, Felice, 94, 99, 101

jet lag, 80, 138-141
    social, 37, 73
jueces, sentencias criminales, 67

kale
    Curri de champiñones, garbanzos
        y kale, 193
kimchi, 111
    Caldo de tofu, poro y *kimchi*,
        164
    Huevos revueltos con *kimchi*,
        156
kiwi, 94-95
Kleitman, Nathaniel, 54

laboratorios del sueño, 55-56, 64, 98
Lactobacillus/lactobacilos, 104, 110-111
lagartijas, 217
lavanda, 78, 83
legumbres, 13, 133
lentejas, 106, 110
    Boloñesa de pavo y lentejas, 198
    Shepherd's pie con nabo y puré de
        alubias, 195
    Sopa de lentejas con curry y
        cúrcuma, 165
libido, 29-30
libreta de pendientes, 79-80
linaza, 108
Lincoln, Abraham, 115
líquido cefalorraquídeo, 20-21
Loewi, Otto, 25
luz
    azul, 74, 78
    exposición matutina, 89, 126
    reloj circadiano, 37, 42, 136
    solar, 78

Maas, James, 90
manejar dormido, 51
manzanas, 108
    Avena rosada fría, 155

Guiso de col morada con nueces de Castilla y manzana, 203
Panqué de manzana, 209
máquina de presión positiva continua (CPAP), 48-49
McCartney, Paul, 25
medicamento
    diversidad del microbioma, 104
    efectos de la asimilación de la cafeína, 36
    interferencia con el sueño, 57
    melatonina, 80-81, 118, 139, 147
    parasomnia, 51
    somníferos, 80-82, 139, 147-148
medidas antes de iniciar el programa, 118-119
melatonina
    cerezas, 95
    ciclo diario, 37, 42, 74, 78
    función, 80-81
    para combatir el jet lag, 139
    suplementos, 80-81, 118, 139
    trabajos nocturnos, 146
memoria
    a corto y largo plazo, 21-22
    citoquinas, 20, 105
    consolidación durante el sueño profundo, 10, 21-22, 138
    envejecimiento, 22
    falta de sueño, 9
    jet-lag, 138
menopausia, 57-58
micción, véase idas al baño
microbioma
    análisis, 104
    diversidad, 103-104
    efectos en el sueño, 93-94, 133
    efectos en la dieta, 99, 102, 119-120, 133, 151
    envejecimiento, 57
    falta de sueño, 9
    prebióticos, 106-110

resumen, 71, 102-103
síndrome del colon irritable, 112
miedo, 23-24
mindfulness, 131-132, 134
mitología griega, 20-21
modafinilo, 147-148
monitor del sueño, 30-32, 117
moras
    Avena rosada fría, 155
    Crocante de moras y nueces, 212
morir por insomnio, 30-61
Mosley, Dr. Michael
    experiencia con la falta de suelo, 62-64
    experiencia de su esposa, véase Bailey, Clare
    insomnio, 10-11, 43-45, 84
mujeres
    menopausia, 57-58
    sexo y sueño, 32
    trabajo por turnos, 146
música, 79, 120

nabo
    Shepherd's pie con nabo y puré de alubias, 195
naranja
    Panqué de calabaza, naranja y chabacano, 211
narcolepsia, 147
Nedergaard, Maiken, 77
neuronas, 20, 29
niños
    alondras y búhos, 39-40
    alteración del sueño de los padres, 56-57
    cantidad de sueño recomendada, 53
    privación del sueño, 27
    melatonina sintética, 81
    parasomnia, 50-51
    TRS, 115

niveles de glucosa
  falta de sueño, 28-29, 63
  medición, 118-119, 133-134
  refrigerios nocturnos, 75-76
  relojes biológicos, 37
nori, 108
  Ensalada tibia de salmón y
    calabaza mantequilla con un
    toque de nori, 199
  Palomitas de nori con chile, 184
  Rollo nori de cangrejo, 182
núcleo supraquiasmático (NSQ), 36-37,
  80
nueces, 83, 110
  Crocante de moras y nueces, 212
  Curry de champiñones,
    garbanzos y kale, 193
  Dip de nueces de la India, queso
    ricota y pimiento rojo, 178
  Endibia al horno con prosciutto,
    167
  Ensalada arcoíris con semillas,
    205
  Guiso de col morada con nueces
    de Castilla y manzana, 203
  Malteada de avena y nueces, 154
  Pan tostado con plátano y nueces
    de Castilla crujientes, 210
  Trucha con puré de apionabo,
    187
nueces de Castilla, 107
  Endibias al horno con prosciutto,
    167
  Guiso de col morada con nueces
    de Castilla y manzana, 203
  Pan tostado con plátano y
    crujientes nueces de Castilla,
    210
nueces de la India
  Curry de champiñones,
    garbanzos y kale, 193

  Dip de nueces de la India, queso
    ricota y pimiento rojo, 178
  Malteada de avena y nueces, 154
nutrición, véase alimentos
Nytol, 82

obesidad, 9, 26-28, 98
orgasmos, 30
oscuridad, 121
oxitocina, 30

Palomitas de nori con chile, 184
Pan pita de trucha ahumada, betabel y
  tahini, 180
Pan tostada con plátano y crujientes
  nueces de Castilla, 210
páncreas, 75-76
Panda, Satchin, 75-76
pantallas de computadora, 74
parálisis muscular, 23
parasomnia, 11, 49-51
Paseos nocturnos, Dickens, 87
pasta
  Pasta con chícharos y queso de
    cabra, 171
  Pasta de salmón ahumado,
    anchoas, alcachofas y brócoli,
    172
panqués
  Panqué de calabaza, naranja y
    chabacano, 211
  Panqué de manzana, 209
patrones del sueño
  investigación, 43
  preindustriales, 43-44, 137
Pavlov, Iván, 84
pavo, 94
  Boloñesa de pavo y lentejas, 198
Peake, Tim, 78
pensamiento positivo, 86
pensamientos negativos, 86, 130-131

Pensamientos negativos automáticos
  (PNA), 130-131
perros, 59
pesadillas, mitos, 95
pescado
    Camote al horno con trucha
      ahumada, 169
    Ensalada de salmón ahumado del
      Dr. Tim, 168
    Ensalada tibia de salmón y
      calabaza mantequilla con un
      toque de *nori*, 199
    Gratín de anchoas con apionabo
      al horno, 189
    Gratín de pescado ahumado, 197
    Pan pita de trucha ahumada,
      betabel y tahini, 180
    Pasta de salmón ahumado,
      anchoas, alcachofas y brócoli, 172
    Sardinas en pan de masa madre
      con semillas, 173
    Trucha con puré de apionabo, 187
píldora anticonceptiva, efectos en la
  asimilación de cafeína, 36
pimientos
    Dip de nueces de la India, queso
      ricota y pimiento rojo, 252
    Ensalada arcoíris con semillas,
      205
    Pollo y verduras al horno, 190
    Sopa de coliflor y pimientos rojos
      asados, 160
    Verduras al horno con tomillo,
      204
piñones
    Berenjena a la parrilla con queso
      feta y piñones, 170
    Pasta con chícharos y queso de
      cabra, 171
pollo
    Caldo de pollo antiinflamatorio
      estilo chino, 162

    Pollo y verduras al horno, 190
    Tallarines con pollo y *bok choy*,
      163
    Tajine de pollo con garbanzos y
      dátiles, 191
poro
    Caldo de tofu, poro y *kimchi*, 164
pranayama, 85, 131
prebióticos, 106-110
prediabetes, 119
preocupaciones, 78-80, 84-86, 130
presión sanguínea/arterial, 28, 63, 85
primates, cantidad de sueño, 58-59
privación del sueño
    adolescentes, 39-40, 43, 56, 74
    estudios, 26-27, 60
    euforia, 63
    experiencia de Michael, 62-64
    gente mayor, 57
    Insomnio Familiar Fatal (IFF),
      61-62
    mujeres, 28
    padres con niños pequeños, 56-57
    registro, 62
    trabajo por turnos, 59-60
probióticos, 110-112
progesterona, 57-58
prosciutto
    Endibia al horno con prosciutto,
      167
proteínas, 76, 106
    Beta-amiloide, 21
    priónica, 61
prueba de la cuchara, 54, 55
prueba de latencia al inicio del sueño,
  54-55
prueba de latencia múltiple del sueño,
  55-56
pruebas cognitivas, privación del
  sueño, 62-63
pubertad, 39
puntaje M, 93, 96-98

queso, 95-96, 111
  Albóndigas con queso feta y
    berenjena, 192
  Apio con dip de queso azul, 177
  Berenjena a la plancha con queso
    feta y piñones, 170
  Dip de nueces de la India, queso
    ricota y pimiento rojo, 178
  Endibia al horno con prosciutto,
    167
  Gratín de anchoas con apionabo
    al horno, 189
  Gratín de pescado ahumado, 197
  Muffins salados de camote con
    queso feta, 157
  Pasta con chícharos y queso de
    cabra, 171
  Tabulé con queso de cabra, 185

Ratatouille con alubias, 194
recámara
  oscuridad, 121
  remover tentaciones, 73-74, 120, 126
Rechtschaffen, Allan, 60
recompensa, 27
redes sociales, 74
reflujo ácido, 76
refrigerios, 13, 75-76, 176
régimen HIIT, 128, 134, 218-219
relaciones personales, 146-147
relajación
  muscular, 131-132
  muscular progresiva, 131-132
reloj biológico, véase reloj circadiano
reloj circadiano
  ajuste de alondra a búho, 41-43
  función, 36-37
  horarios para comer, 74-76
  jet lag, 138-140
  La dieta para el intestino
    inteligente, 71, 93, 111
  privación del sueño, 63

resolución de problemas, 24
respiración
  apnea del sueño, 28-29, 47
  ejercicios de, 84-85, 131
  fases del sueño, 19
  mindfulness, 132
  pranayama, 85, 131
resumen del programa Duerme en un
  dos por tres, 12-13, 134-136
retirar tentaciones, 73-74, 120, 126
revestimiento del intestino, 76, 103
revisar el reloj, 84
rezos, 79-80
Richards, Keith, 25
Risotto instantáneo de hongos con
  edamame, 174
Roiter, Ignazio, 60-61
Rollo nori de cangrejo, 182
roncar
  alcohol, 76-77
  circunferencia del cuello, 46-47,
    51, 118, 133-134
  cirugía, 49
  dispositivos antirronquidos, 49
  envejecimiento, 57
  menopausia, 57-58
  peso, 37, 46-48
  récords, 45
rutinas
  acostarse, 74-81
  alondras extremas, 87-88
  despertar, 88
  despertar-acostarse, 72
  ejercicio, 88, 217-219

sacudidas del sueño, 19
salmón
  Ensalada de salmón ahumado del
    Dr. Tim, 168
  Ensalada tibia de salmón y
    calabaza mantequilla con un
    toque de nori, 199

Pasta de salmón ahumado, anchoas, alcachofas y brócoli, 172

Sardinas en pan de masa madre con semillas, 173

SAOS, véase apnea obstructiva del sueño

sauerkraut, 111, 120

segunda ronda de sueño, 43-44

sentencia criminal, 67, 94, 103, 105

serotonina, 71

sexsomnia, 49

Shelley, Mary, 25

Shepherd's pie con nabo y puré de alubias, 195

siestas, 43-44, 90-91
    jet lag, 142
    no durante la TRS, 123
    tardes, 70
    trabajo nocturno, 144-146
    trayectos largos en coche, 66

síndrome del colon irritado, 110, 112

síndrome del intestino irritable, 107

síndrome metabólico, 28

síndrome X, 28

sistema glinfático, 20, 77

sistema inmunológico, 20, 93, 102, 105, 148

sistema nervioso, 85

sistema parasimpático, 85

somnolencia
    adenosina, 35
    al acostarse, falta de, 84

sonambulismo, véase también caminar dormido, 50

sopas
    Caldo de pollo antiinflamatorio estilo chino, 162
    Caldo de tofu, poro y *kimchi*, 164
    Sopa de alcachofas de Jerusalén, 161
    Sopa de coliflor y pimientos rojos asados, 160

Sopa de lentejas con curry y cúrcuma, 165
    Tallarines con pollo y *bok choy*, 163

Spielman, Arthur, 124-125

Stead, Tim, 132

sueño bifásico, 43-45, 86-87

sueño MOR, 18-19, 23-26, 28, 31

sueño profundo, 18-22

sueños, 17, 23-24, 95

suplementos, 83, 109, 111-112, 118
    de magnesio, 83
    herbales, 83

Tabulé con queso de cabra, 185

TAE, véase Trastorno afectivo estacional

tálamo, 61

tallarines
    Caldo de tofu, poro y *kimchi*, 164
    Tallarines con pollo y *bok choy*, 163

telepatía, 16

televisión, 73, 120, 124, 126

temperatura corporal, 19, 37, 75, 79

terapia cognitiva conductual, 86, 123

Terapia de reposición hormonal (HRT), 58

Terapia de restricción del sueño (TRS)
    beneficios, 124-125
    introducción, 12-13, 70
    método, 122-125
    preparación, 115-121
    resumen, 135-136
    TRS light, 127
    semana 1, 122-126
    semana 2, 126-129
    semana 3, 129-132
    semana 4, 133-134

testosterona, 29

Thatcher, Margaret, 9

tofu
    Caldo de tofu, poro y *kimchi*, 164

toxinas en el cerebro, 21
trabajo por turnos, 11, 59-60, 73, 91,
    137-138, 142-148
trabajo nocturno, véase trabajo por
    turnos
Trastorno afectivo estacional, 89-90
trastorno de sueño por turno laboral,
    147
TRE, véase alimentación de tiempo
    restringido
TRS, véase Terapia de restricción del
    sueño
triptófano, 83, 94
trucha
    Camote al horno con trucha
        ahumada, 169
    Pan pita de trucha ahumada,
        betabel y tahini, 180
    Trucha con puré de apionabo, 187

uvas negras
    Uvas negras con yogurt y
        almendras, 153
úvula, 46
uvulopalatofaringoplastia, 49

valeriana, 83

Veinte minutos para despertar, 84, 86
ventana para dormir, 72-73, 122, 136
verduras
    al horno con tomillo, 204
    fermentadas, 213-215
vino, 70
vitaminas, 100, 102, 106, 108
volar, véase jet lag

Wahlberg, Mark, 87
Wehr, Thomas, 44
Worthman, Carol, 44
Wright, Dr Kenneth, 42
Wright, Tony, 62

Yoga, respiración, 85, 131
yogurt, 110
    Avena rosada fría, 155
    Apio con dip de queso azul, 177
    Espinaca en yogurt de ajo, 207
    Pan pita de trucha ahumada
        betabel y tahini, 180
    Uvas negras con yogurt y
        almendras, 153

Zopiclona, 80, 82, 139

AGRADECIMIENTOS

Muchas gracias a mi sobrina Emily por los hermosos e ingeniosos dibujos que acompañan este libro. Todavía me hacen sonreír. También quiero agradecer a todos los que compartieron conmigo sus experiencias con el sueño y a los numerosos académicos que compartieron su conocimiento y experiencia. Por último, un agradecimiento enorme a Aurea y Rebecca por su apoyo invaluable desde mi primer libro, *The Fast Diet*.

El Dr Michael Mosley es presentador científico, periodista y productor ejecutivo. Estudió medicina en el Royal Free Hospital de Londres, y posteriormente trabajó 25 años en la BBC, en donde realizó una serie de documentales científicos. Ahora es freelance, y autor de varios libros superventas: *The Fast Diet*, *The 8-Week Blood Sugar Diet*, *The Clever Guts Diet* and *The Fast 800*. Está casado y tiene cuatro hijos.

La Dra Clare Bailey, esposa de Michael Mosley, es médico general y pionera en poner en práctica un enfoque alimentario para reducir la glucosa y la diabetes en su consultorio en Buckinghamshire. Es autora de *The 8-Week Blood Sugar Diet Recipe Book*, *The Clever Guts Diet Recipe Book* y *The Fast 800 Recipe Book*. @drclarebailey.

Justine Pattison es una de las escritoras de recetas saludables líderes en el Reino Unido. Ha publicado numerosos libros, es invitada frecuente en programas de televisión y radio, y colabora para las principales revistas, periódicos y sitios web del país. www.justinepattison.com

Esta obra se imprimió y encuadernó
en el mes de septiembre de 2021,
en los talleres de Impregráfica Digital, S.A. de C.V.,
Av. Coyoacán 100-D, Col. Del Valle Norte,
C.P. 03103, Benito Juárez, Ciudad de México